Die Wirkung von Yoga Nidra Meditation auf emotionale, kognitive und biologische Faktoren des Wohlbefindens

Esther N. Moszeik

Die Wirkung von Yoga Nidra Meditation auf emotionale, kognitive und biologische Faktoren des Wohlbefindens

Springer

Esther N. Moszeik
Humanwissenschaften
Universität der Bundeswehr
München, Deutschland

Diese Arbeit wurde als Dissertation an der Fakultät für Humanwissenschaften der Universität der Bundeswehr München eingereicht und im Jahr 2023 angenommen. Gefördert wurde das Vorhaben durch das Zentrum für Digitalisierungs- und Technologieforschung der Bundeswehr (dtec.bw) – ein von der Europäischen Union – NextGenerationEU finanziertes Projekt.

ISBN 978-3-658-50325-3 ISBN 978-3-658-50326-0 (eBook)
https://doi.org/10.1007/978-3-658-50326-0

Die Deutsche Nationalbibliothek verzeichnet diese Publikation in der Deutschen Nationalbibliografie; detaillierte bibliografische Daten sind im Internet über https://portal.dnb.de abrufbar.

Planung/Lektorat: Friederike Lierheimer
Springer ist ein Imprint der eingetragenen Gesellschaft Springer Fachmedien Wiesbaden GmbH und ist ein Teil von Springer Nature.
Die Anschrift der Gesellschaft ist: Abraham-Lincoln-Str. 46, 65189 Wiesbaden, Germany

Geleitwort

Die uralte östliche Praxis der Achtsamkeit ist zu einem Schlüsselbegriff unserer Zeit geworden und wird manchmal geradezu als „Allheilmittel" zur Bewältigung von Stress und psychophysiologischen Problemen aller Art in unserer VUCA-Welt empfohlen. Umso wichtiger ist es, diese Heilsversprechen im Sinne von empirischen Effekten von achtsamkeitsbasierter Meditation wissenschaftlich einzuordnen und methodisch rigoros zu untersuchen. Genau das leistet die Dissertation von Esther Moszeik in mehrfacher Hinsicht und in besonderer Weise. Die achtsamkeitsbasierte Yoga Nidra-Meditationsform wird in die Entstehungsgeschichte des Yoga eingeordnet sowie Unterschiede und Gemeinsamkeiten zwischen östlicher Philosophie und westlicher Wissenschaft herausgearbeitet. Zudem expliziert die Autorin Ziele und Wirkmechanismen von Meditation, insbesondere Yoga Nidra. Insgesamt zeichnet sich das methodische Vorgehen durch ein rigoroses experimentelles Design aus, das in der Yoga-Nidra-Forschung nur sehr selten zum Einsatz kommt. Besonders positiv hervorzuheben sind die aufwendigen Speichel-Cortisol-Analysen zur Prüfung der stressreduzierenden Wirkung von Yoga Nidra in einer großen Stichprobe von über 200 Proband:innen und die Prüfung von Moderatoreffekten durch Persönlichkeitsmerkmale. Qualitative Analysen runden die Ergebnisdarstellung mit illustrativen Zitaten und Häufigkeitsanalysen ab.

Insgesamt entwickelt Esther Moszeik in ihrer Dissertationsschrift die Konturen eines Forschungsprogramms zur theoretischen Fundierung, den Wirkmechanismen, methodischen Erfordernissen und offenen Forschungsfragen von achtsamkeitsbasierten Meditationen. Ich wünsche der Dissertation von Esther Moszeik viele interessierte Leserinnen und Leser und bin überzeugt, dass sie eine wichtige Orientierung im interdisziplinären Dialog über Meditation, Achtsamkeit und Gesundheit gibt.

Karl-Heinz Renner

Danksagung Danke an meinen wundervollen Ehemann Peter Moszeik – Der nicht nur immer an mich geglaubt hat, sondern mich durch seine skeptische Grundhaltung inspiriert und auch herausgefordert hat, den Dingen wirklich auf den Grund zu gehen. Ich liebe dich.

Danke meinem großartigen Mentor und Chef, Prof. Dr. Karl-Heinz Renner, der immer inspirierend an meiner Seite stand und nun bereits seit vielen Jahren meinen Werdegang in der Psychologie begleitet. Ohne die großzügige Unterstützung durch die Universität der Bundeswehr in München und dem Einsatz von Prof. Renner wäre die Studie in ihrer jetzigen Form nicht möglich gewesen.

Mein Dank gilt weiterhin von Herzen dem Santulan Team mit Prof. Dr. Shri Balaji També, die mit ihrem SOM-Programm (Santulan-Om-Meditation) den wichtigen Teil der aktiven Kontrollgruppe mit Musikintervention zur Verfügung gestellt haben.

Ich danke natürlich allen Teilnehmer:innen für ihr Engagement und ihre Offenheit, sich nach der zufälligen Zuteilung einer Meditation bzw. Musik zu widmen und zwei Monate mit ihr zu verbringen. Die persönlichen Rückmeldungen und Geschichten zu lesen war eine große Anerkennung für die Arbeit an dieser Studie.

Ich danke den wunderbaren Menschen die diese Arbeit mit einem Höchstmaß an Einsatz Korrektur gelesen und mich mit Ihren Gedanken inspiriert haben – Christina Moszeik, Daniel Helbig, Florian Schrank und Francie McCarthy. Florian Schrank danke ich darüber hinaus für die unersetzliche Hilfe beim Verpacken von tausenden Salivetten, sowie dem unermüdlichen Beschriften, Bedrucken und Bestücken der Pakete zur Erhebung der Stressprofile – Yoga Nidra inklusive.

Dr. Tina Braun und Prof. Dr. Timo von Oertzen danke ich, aus tiefem statistischem Herzen, für all ihren Rat zu methodischen Finessen.

Was ist genau jetzt wirklich wichtig? Die vorliegende Arbeit möchte inspirieren, darüber nachzudenken und gleichzeitig greifbares Wissen vermitteln, um die Anwendung von Meditation im Alltag zu erleichtern. Yoga und Meditation sind fester Bestandteil meiner eigenen täglichen Routine und deshalb möchte ich an dieser Stelle auch meinen wunderbaren Yogalehrer:innen danken: Sky, Dr. Ronald Steiner, Swami Prakashananda (†2020), Swami Niranjanananda, Swami Vagishananda, Barbara Kündig, David Swenson und vielen mehr.

Schließlich danke ich von Herzen der ganzen Familie, meinen Freundinnen und Freunden; und besonders unserem wunderbaren Sohn Toni, der 2018 das Licht der Welt erblickte und seitdem unser Leben erhellt.

On the sea there were all the sparkles of the sun dancing on the waves,
Reflections of the sun on the water, reflections of the same source.
They all carried the sun in themselves but were all unique sparkles.
So one sparkle looked at the other and said: "I can see the sun in you!"
(Sky, 2016, persönliche Mitteilung)

Namasté

„Ich sehe das Licht in dir"

… *Namasté*, wird heutzutage gerne auch inflationär gebraucht. Diesen Gruß zueinander zu sagen, bedeutet, die Gemeinsamkeiten zu sehen (vgl. die bayrische Grußformel *Servus* und deren ursprüngliche Bedeutung „zu Diensten sein").

Interessenkonflikt Der/die Autor*in hat keine für den Inhalt dieses Manuskripts relevanten Interessenkonflikte.

Zusammenfassung

In der vorliegenden experimentellen Online-Studie wird die Wirksamkeit von Yoga Nidra Meditation auf Stress, Schlaf und Wohlbefinden an einer Stichprobe von 362 Personen untersucht. Nur wenige bisherige Studien bezogen sich auf randomisierte Gruppenvergleiche mit ausreichend großer Stichprobe und einschließlich aktiver Kontrollgruppe sowie einer klaren Darstellung der Effektgrößen. Yoga Nidra bedeutet „bewusster Schlaf", wird üblicherweise im Liegen durchgeführt und ist eine spezifische Form der Achtsamkeitsmeditation. Es werden zwei Experimentalbedingungen (EG1: 11 Minuten Yoga Nidra, $n = 101$, EG2: 30 Minuten Yoga Nidra, $n= 80$) mit einer aktiven Kontrollgruppe (AKG, 10 Minuten Musikintervention, $n = 74$) und einer Wartekontrollgruppe (WKG, $n = 107$) verglichen. In einem Zeitraum von zwei Monaten führten die Teilnehmenden selbständig und möglichst einmal täglich die entsprechende Intervention durch. Sie erhielten ein Video und regelmäßige Informationsemails zur Durchführung der Meditation. Die abhängigen Variablen wurden vor, direkt nach, sowie drei Monate nach der Intervention erfasst. Die Ergebnisse der 11-Minuten-Kurzform konnten im Vergleich zur WKG hinsichtlich einer früheren Studie (Moszeik et al., 2020) repliziert ($d = 0.08 - 0.16$) aber zunächst nicht bzgl. der Wirkung auf Cortisol erweitert werden. Erst bei Berücksichtigung der Häufigkeit der Durchführung zeigten auch alle drei Cortisol-Werte (Gesamt-Konzentration, Aufwachreaktion und Tagesabflachung) signifikante Veränderungen. Die Yoga Nidra Kurzform führte im Vergleich zur AKG zu einer signifikanten Verringerung von Depression ($d = 0.13$). Die Yoga Nidra Langform führte im Vergleich zur Kurzform zu einem Anstieg von „mit Aufmerksamkeit handeln" ($d = 0.10$). Gegenüber der AKG und WKG übertraf die EG2 die Effekte der EG1. Die AKG zeigte im Vergleich zur WKG einen sehr kleinen signifikanten Anstieg von Lebenszufriedenheit ($d = 0.07$). Insbesondere wird die Wirksamkeit von Yoga Nidra auf Cortisol-Veränderungen im Tagesprofil hervorgehoben und auf die Bedeutsamkeit kleiner Effekte durch ökonomische Interventionen für gesundheitsförderliches Verhalten in der breiten Bevölkerung hingewiesen. Die explorative Untersuchung von Persönlichkeitsmerkmalen als Moderatoren führte zu vorläufigen Befunden: Gewissenhaftigkeit unterstützte die Wirkung der Kurzform, für die Langform verstärkten neben Gewissenhaftigkeit auch Neurotizismus und Offenheit die Effekte. Verträglichkeit moderierte die Effekte der Musikintervention. Weitere Forschungsfragen zu Meditationsmechanismen und -designs werden im Ausblick vorgestellt.

Schlüsselwörter: Meditation · Yoga Nidra · Achtsamkeit · Stressbewältigung · Schlafqualität · Wohlbefinden · Persönlichkeit

Abstract

In the present experimental online study, the effect of Yoga Nidra meditation on stress, sleep and well-being is examined in a sample of 362 people. Only a few previous studies referred to randomized group comparisons with a sufficiently large sample, including an active control group and a clear presentation of the effect sizes. Yoga Nidra means "conscious sleep", is usually practiced lying down and is a specific form of mindfulness meditation. Two experimental conditions (EG1: 11 minutes Yoga Nidra, n = 101, EG2: 30 minutes Yoga Nidra, n = 80) were compared with an active control group (AC, ten minutes music intervention, n = 74) and a waitlist control group (WC, n = 107) compared. Over a period of two months, the participants carried out the relevant intervention independently and if possible once a day. They received a video and regular email information on how to conduct the meditation. The dependent variables were recorded before, immediately after and three months after the intervention. The results of the 11-minute short form could be replicated, regarding an earlier study (Moszeik et al., 2020), in comparison to the WC (d = 0.08–0.16) but initially not expanded regarding the effect on cortisol. All three cortisol markers (total concentration, wake-up reaction, and daily flattening) only became significant when the frequency of implementation was considered. The Yoga Nidra short form further led to a substantial reduction in depression (d = 0.13) compared to the AC. The long form of Yoga Nidra resulted in an increase in acting with awareness (d = 0.10) compared to the short form. Compared to the AC and WC, the EG2 exceeded the effects of the EG1. The AC solely showed an increase in life satisfaction (d = 0.07) compared to the WC. In particular, the effectiveness of Yoga Nidra on biological changes of diurnal Cortisol is highlighted as well as the importance of small effects through economic interventions for health-promoting behavior in the general population. The exploratory study of personality traits as moderators led to preliminary results: conscientiousness supported the effect of the short form, for the long form, in addition to conscientiousness, neuroticism and openness enhanced the effects of the meditation. Agreeableness moderated the effects of the music intervention (AC). Further research questions regarding mechanisms of meditation and designs are provided in the outlook.

Key words: Meditation · Yoga Nidra · Mindfulness · Stress management · Sleep quality · Well-being · Personality

Inhaltsverzeichnis

Abbildungsverzeichnis

Tabellenverzeichnis

1 Einleitung

Meditation als Weg zu mentaler, aber auch körperlicher Balance wird laut einer aktuellen Umfrage (Cramer, 2019; zitiert nach Esch, 2021) von 16 Millionen Deutschen angewendet oder in Betracht gezogen, was knapp 20 % der Bevölkerung entspricht. Die meistgenutzte Form ist dabei die Achtsamkeitsbasierte Meditation, zu der auch Yoga Nidra gezählt werden kann. In dieser Dissertation werden die Daten eines Forschungsprojekts zur Wirkung von Yoga Nidra vorgestellt, welche von 2018–2019 erhoben wurden. Yoga Nidra als spezifische Form der Achtsamkeitsmeditation wurde von Swami Satyananda Saraswati 1976 konzipiert, um möglichst unabhängig von Vorkenntnissen genutzt werden zu können (Satyananda, 2009). Die Meditation wird traditionell im Liegen durchgeführt und besteht aus einer systematischen Abfolge verschiedener Wahrnehmungsübungen. Die Position im Liegen ist dabei und auch mit körperlichen Einschränkungen leicht umsetzbar. Interventionen und Programme zur Förderung von Entspannung nehmen weiterhin zu und werden auch von staatlicher Seite verstärkt in den Fokus gerückt, z. B. durch die Förderung von Kursen durch die gesetzlichen Krankenkassen oder innerhalb des betrieblichen Gesundheitsmanagements von Unternehmen (vgl., Kovce, 2019; Steinert & Dehling, 2018; Techniker Krankenkasse, 2021). „Gesund bleiben heißt: Entspannen können" titelt eine aktuelle Empfehlung des Bayerischen Staatsministerium für Gesundheit und Pflege (2022) und verweist auf die Notwendigkeit zum erfolgreichen Umgang mit Stress. Der Bedarf an Entspannung und Unterstützung stieg dabei seit 2020 besonders durch die Covid-19-Pandemie rapide an (z. B. Bujard et al., 2021), was nach dem Zeitraum der in dieser Arbeit erhobenen Daten zum Tragen kam. Apps und Online-Angebote, die unabhängig von Ort und Zeit verfügbar sind und als Ziel haben das Wohlbefinden durch Meditation zu verbessern, werden ebenfalls immer beliebter (z. B. www.headspace.com und www.calm.com).

E. N. Moszeik, *Die Wirkung von Yoga Nidra Meditation auf emotionale, kognitive und biologische Faktoren des Wohlbefindens*,
https://doi.org/10.1007/978-3-658-50326-0_1

Ziele solcher Meditationen sind in der heutigen Zeit meist Stressreduktion, Selbstregulation und -optimierung (vgl. Tang et al., 2015); diese westlichen und zum Teil sehr leistungsgetriebenen Ansätze stehen teils im Gegensatz zu den spirituellen Ursprüngen von Yoga und Meditation. Übergreifend geht es in dieser Arbeit auch darum, Yoga Nidra in die Entstehungsgeschichte des heutigen Yoga einzuordnen und dabei die Gemeinsamkeiten und Unterschiede zwischen östlicher Philosophie und westlicher Wissenschaft herauszustellen. Denn obwohl Meditationen im Westen immer beliebter werden, fehlt es an einer eindeutigen Einordnung von Begriffen und Theorien (vgl. Sedlmeier, 2016). Der theoretische Teil dieser Arbeit widmet sich somit zunächst ausführlich den unterschiedlichen Definitionen, Zielen und Wirkmechanismen der Meditation. Yoga Nidra Meditation als Intervention wurde in den letzten Jahren zunehmend in ihrer Wirkung auf diverse Komponenten des psychischen Wohlbefindens untersucht (Übersicht s. Tabelle 2). Vorausgegangen war dieser Arbeit die Entwicklung einer 11-Minuten-Kurzform von Yoga Nidra, die für den leichten Einstieg in Meditation konzipiert und in einer Vorgängerstudie erfolgreich bzgl. ihrer Wirksamkeit erforscht wurde (Moszeik, 2016; Moszeik et al., 2020). Dort wurde bereits nachgewiesen, dass die Yoga Nidra Kurzform ein signifikant niedrigeres Stresserleben, höheres Wohlbefinden sowie eine bessere Schlafqualität, bei kleinen Effektgrößen, fördern kann ($d = 0.10–0.20$). Bisher fehlte es jedoch meist an aktiven Kontrollgruppen, die unbedingt nötig sind, um die tatsächliche Wirksamkeit der Meditation herauszustellen. Deshalb sollen zum einen die Effekte der vorherigen Studie repliziert und mit einer aktiven Kontrollgruppe abgesichert werden. Die Wirksamkeit wird zudem durch diverse psychologische Konstrukte und Skalen differenzierter betrachtet und besonders durch die Erhebung von Speichel-Cortisol als biologischen Stressmarker erweitert. Der Einbezug einer aktiven Kontrollgruppe (10 Minuten Musikintervention) und der Vergleich zweier unterschiedlich langer Yoga Nidra Meditationen (11 und 30 Minuten) zeichnen das 4-Gruppen-Design der vorliegenden Arbeit aus. Es wird angenommen, dass eine längere Einheit Yoga Nidra auch zu größeren Effekten führt. Weiter werden erstmalig in einer größeren meditationsbasierten Längsschnittstudie Persönlichkeitsmerkmale als mögliche Moderatoren beachtet, um herauszufinden, ob diese eine substanzielle Rolle spielen und die Wirksamkeit von Yoga Nidra verstärken oder verringern. Dabei werden erste Befunde der moderierenden Effekte von Persönlichkeitsmerkmalen aus anderen meditationsbasierten Interventionen herangezogen (Abschnitt 2.5). Die Studie wurde komplett online durchgeführt und bietet dadurch ökonomische Vorteile, das Fehlen bzw. mögliche Vorteile einer persönlichen Anleitung werden jedoch im Anschluss kritisch diskutiert.

Die Speichel-Cortisol-Analysen entsprechen, nach sorgfältiger Durchsicht der derzeit verfügbaren Literatur, der aktuell größten verfügbaren deutschen Stichprobe ($n = 229$) zur Cortisol-Veränderung im Tagesprofil durch eine meditationsbasierte Intervention mit aktivem Kontrollgruppendesign über drei Messzeitpunkte. Die untersuchten Variablen wurden dazu vor, direkt im Anschluss des zweimonatigen Meditationszeitraums und drei Monate später erfasst. Kontrollvariablen, wie z. B. Erfahrung mit Meditation, Häufigkeit der Durchführung sowie die subjektive Bewertung der Intervention werden berücksichtigt. Die Ausprägung der Achtsamkeit als Kernelement der Meditation wurde differenziert in fünf Facetten untersucht und die theoretische Konzipierung von Achtsamkeit allgemein hinterfragt.

Die statistische Prüfung der Hypothesen erfolgte mittels Korrelations- und Varianzanalysen innerhalb von Strukturgleichungsmodellen, um auch fehlende Werte zu den einzelnen Erhebungszeitpunkten berücksichtigen zu können. Die Befunde werden durch qualitative Daten ergänzt, der Bezug zu vorangegangenen Untersuchungen wird hergestellt und das methodische Vorgehen sowie die Validität der Ergebnisse reflektiert.

Die Anforderungen einer westlichen Intervention werden unter Berücksichtigung der traditionellen Werte des Yoga in Verbindung gebracht und Erklärungen für die gefundenen Effekte der Meditation diskutiert. Die praktische Relevanz und ein Ausblick auf zukünftige Forschungsfragen bilden den Abschluss der vorliegenden Arbeit. Dabei wird besonders hervorgehoben, dass es wichtig ist zu verstehen, was genau die Wirksamkeit von Meditation bedingt und dass dies individuell unterschiedlich gut funktionieren kann. Stress wird in Bezug zu den biologischen Aktivierungszuständen und Entwicklungen im Verlauf der Studie hinterfragt und individuell diskutiert. In der aktuellen Forschung zu Cortisol ist nicht per se begründet, wann ein Anstieg oder Absinken förderlich oder schädlich für die einzelne Person sein kann. Individuelle Stresslevel in verschiedenen Situationen und im Tagesverlauf können deshalb unterschiedlich bewertet werden. Wieviel Stress ist auf biologischer Ebene sinnvoll und wofür wird diese Aktivierung verwendet? Der persönliche Vorsatz der innerhalb Yoga Nidra als Form der Autosuggestion gesetzt wird, kann dabei als zielgebende Kraft untersucht werden. Weiter werden Empfehlungen für den Einbezug aktiver Kontrollgruppen gegeben und Persönlichkeitsmerkmale als Outcome bzw. Mediatoren diskutiert.

1.1 Hinweis zur Publikation einzelner Teile der Dissertation

Teile dieser Dissertation wurden bereits in internationalen Fachzeitschriften veröffentlicht:

- Moszeik, E. N., Rohleder, N., & Renner, K.-H. (2025). The Effects of an Online Yoga Nidra Meditation on Subjective Well-Being and Diurnal Salivary Cortisol: A Randomised Controlled Trial. *Stress and Health, 41*, e70049. https://doi.org/https://doi.org/10.1002/smi.70049
- Moszeik, E. N., & Renner, K.-H. (2025). The Conscientious Meditator—Practice, Practice, all is Coming? The Moderating Role of Personality in an Experimental Intervention Study with Yoga Nidra Meditation. Psychology of Consciousness: Theory, Research, and Practice. Advance online publication. https://doi.org/10.1037/cns0000444).

Die entsprechenden Kapitel wurden überarbeitet, um formale und inhaltliche Kohärenz mit der Gesamtstruktur der Dissertation sicherzustellen.

Theoretische Grundlagen: Yoga und Psychologie

2

„Erhebe dich, wache auf und gewinne Wissen“ (Katha-Upanishad, Rama, 2019, S. 17).

In den folgenden Kapiteln wird die Brücke zwischen östlicher Philosophie des Yoga und westlichen, meditationsbasierten Interventionen der Psychologie geschlagen. Yoga wird als jahrtausendalte Philosophie in seinem Nutzen zur individuellen Psychohygiene beschrieben und am Beispiel des sogenannten achtgliedrigen *Ashtanga Pfads* konkretisiert. Innerhalb dieses Pfades zeigt sich auch die Einordnung von Meditation und Yoga Nidra. Die Integration von Yoga als Intervention in der Psychologie wird anhand aktueller Studien und Befunde beschrieben. Hierzu werden Yoga, Meditation und insbesondere Yoga Nidra erklärt und die Wirkmechanismen auf Basis aktueller empirischer Befunde dargestellt. Ziel dieses Abschnitts ist es, die Yoga-Philosophie in die psychologische Wissenschaft einzubetten und relevante Aspekte der östlichen Lehren in die „Sprache“ der westlichen Psychologie zu übersetzen. Bei genauer Betrachtung zeigt sich, dass durchaus Parallelen zwischen den beiden Disziplinen bestehen. Zur Veranschaulichung werden Fachwörter in der dem Sanskrit entsprechenden Devanagari-Schrift angegeben. Sanskrit entspricht dabei dem Latein Indiens und ist zeitlich betrachtet letzterem vorausgegangen.

2.1 Historische Ursprünge und Parallelen

Als Basisquellen für die folgenden Erläuterungen werden vier Bücher zu Grunde gelegt, welche einen umfassenden Überblick zu den Wurzeln des Yoga bieten. Diese Bücher wurden auf Grund ihrer inhaltlichen Nähe zu Yoga Nidra

E. N. Moszeik, *Die Wirkung von Yoga Nidra Meditation auf emotionale, kognitive und biologische Faktoren des Wohlbefindens*,
https://doi.org/10.1007/978-3-658-50326-0_2

ausgewählt bzw. Patanjali's Yoga-Sutras als eines der zentralen historischen Standardwerke über Yoga. Sie sind in der chronologischen Reihenfolge dargestellt, in der sie historisch verortet werden können:

- Mandukya-Upanishad (ca. 1./2. Jh. n. Chr., in der vorliegenden Arbeit nach Rama, 2019: *Die Essenz des Seins*)
- Patanjali's Yoga-Sutras (ca. 5. Jh. n. Chr., in der vorliegenden Arbeit nach Satyananda, 2002: *Four Chapters on Freedom*)
- Yoga Nidra (Meditationsform, in der vorliegenden Arbeit nach Satyananda, 2009)
- Die Kraft der Meditation – Was die Wissenschaft darüber weiß (Sedlmeier, 2016)

Meditation kann nach Sedlmeier (2016) zunächst als Sammelbegriff für teilweise sehr unterschiedliche Techniken verstanden werden, die ihre Wurzeln insbesondere im Hinduismus und Buddhismus haben, jedoch auch in anderen Religionen und Traditionen gefunden werden können. Meditation kann dabei unterschiedliche Bedeutungen und Ausrichtungen haben, wobei die vorliegende Arbeit die Gemeinsamkeiten und den Ursprung im Yoga herausstellt. Die ältesten Schriften des Yoga sind mehrere Tausend Jahre alt und sind verortet in den sogenannten Veden (Sanskrit: वेद *veda* „Wissen, Erkenntnis"). Diese Schriften gelten als Teil der ältesten Schriften der Menschheit. Die Upanishaden (Sanskrit: उपनिषद् *upaniṣad* „zu Füßen sitzen; bei einem Lehrer sitzen") werden als Kernschriften vedischen Wissens angesehen. Der Name Upanishad deutet darauf hin, durch die Lehren und bestenfalls persönliche Anleitung, den/die eigene/n Lehrer:in in sich selbst zu finden. Krishnamurti (2002), ein großer Gelehrter des Yoga, hat dabei besonders hervorgehoben, sich nicht von Yogameister:innen bzw. *Gurus* (Sanskrit: गुरु „Entfernung von Dunkelheit") abhängig zu machen, sondern die Lehren durch Erfahrung und Anwendung für sich selbst zu begreifen. Die Upanishaden ermutigen dabei, selbstständig und kritisch zu hinterfragen und nicht einfach auf Aussagen zu vertrauen. Jeder Mensch hat demnach das Potenzial, zu verstehen und das eigene Leben auf Glück, Zufriedenheit und Selbstentfaltung auszurichten. Daneben spielt auch Spiritualität und Gott eine wichtige Rolle in der Yogaphilosophie, die jedoch undogmatisch und unabhängig von Religion und Begriffen verstanden werden können. Es geht im Yoga darum, ein persönliches Gefühl von Glauben und Vertrauen in ein höheres Ideal zu entwickeln (Rama, 2019). Während das Gebet in der Religion traditionell Trost spendet, drückt der/die Yogi:ni durch das Rezitieren von Versen (auch: *Mantras;* Sanskrit:

मन्त्रम् „Klangenergie“) das Streben nach positivem Wachstum aus. Ziel ist, Harmonie in alle Bewusstseinsebenen zu bringen und Erkenntnis über die Natur des Selbst zu erlangen (vgl. Abschnitt 2.1.2). Während Religionen einen dualistischen Gegensatz zwischen dem/der Einzelnen und Gott vermitteln, vermittelt Yoga *tat twam asi* – „du bist das“ (vgl. Rama, 2019, S35). In der Wissenschaft gibt es Konzepte zum Nutzen von Spiritualität, wenn sie Hoffnung und Sinn stiften und zum Einsatz erfolgreicher Strategien für den Umgang mit z. B. Stress führen (z. B. Roming & Howard, 2019; Yun et al., 2019). Auch gilt in der psychologischen Forschung wie im Yoga die Prüfbarkeit, im Gegensatz zum reinen Übernehmen von Informationen, als wichtige Grundlage für Erkenntnis.

Die Upanishaden gelten als jüngster Teil der Veden und sind die Grundlage für den sogenannten *Vedanta* (Sanskrit: वेदान्त „Ende des Wissens; letzter Teil des Wissens“), der Höhepunkt der indischen Schriften, welcher die wichtigsten philosophischen Aussagen des Yoga repräsentiert. In Bezug dazu wird in der vorliegenden Arbeit das Buch von Swami Rama zur Mandukya-Upanishad zitiert, da dieses nicht nur das Verständnis zu Yoga Nidra als Basis dieser Arbeit vertieft, sondern eben in der genannten Vedanta-Philosophie resultiert. „Die Upanishaden sind keine religiösen Schriften. Doch sie können die Grundlage für Universalität bilden, durch die praktische Philosophie von Gleichheit, Gleichmut, Gelassenheit, Liebe und universeller Brüderlichkeit“ (Rama, 2019, S. 40).

Yoga verstehen, bedeutet, sich selbst als Mensch zu verstehen. Psychologie verstehen bedeutet, das Erleben und Verhalten von Menschen zu beschreiben, zu erklären, vorherzusagen sowie zu verändern, und dabei Wirkungsgefüge greifbar zu machen. Auch hierbei zeigt sich eine Parallele zwischen Yoga und Psychologie, die sich auf die Erforschung des menschlichen Bewusstseins und der menschlichen Psyche bezieht. Ein interessanter Unterschied ist dabei der Blickwinkel – während im Yoga die Übenden sich selbst verstehen wollen, arbeiten Psycholog:innen als Wissenschaftler:innen oder Therapeut:innen meist darauf hin, das Verhalten anderer zu verstehen. Auch bei den Methoden auf diesem Weg zeigen sich Parallelen und Unterschiede – gemeinsam haben beide Ansätze das Prinzip von Beobachtung und auch das Experimentieren mit verschiedenen Bedingungen, jedoch arbeitet die psychologische Forschung möglichst objektiv und kontrolliert Bedingungen von außen, während im Yoga das subjektive Erleben sowie die innere Veränderung im Vordergrund stehen. Satyananda (2002) empfiehlt die Schrift von Patanjali dabei als *die* Schrift für Psycholog:innen und Psychiater:innen. Die Verse nach Patanjali geben einen Leitfaden für den eigenen Yogaweg und teilen sich in vier Kapitel auf, wobei das erste eher theoretische (*Samadhi Pada*, Sanskrit: समधि पद „Erleuchtung, Versenkung oder Einheitserfahrung“), das zweite praktische Anleitungen (*Sadhana Pada*, Sanskrit: सधन पद

„spirituelle Praxis“) enthält. Im dritten Kapitel (*Vibhuti Pada*, Sanskrit: विभुति पद „Entfaltung, Macht“) werden die möglichen Auswirkungen des Yogaweges dargestellt und im vierten Kapitel (Kaivalya Pada, Sanskrit: कैवल्य पद „Befreiung, Erlösung“) das Konzept von Freiheit erläutert. Ob Patanjali eine wirkliche Person war oder wie viele andere Figuren im Yoga eher symbolisch zu verstehen ist, wird unterschiedlich vertreten. *Pat* bedeutet in Sanskrit „fallen“, *Anjali* wird die Geste (auch: *Mudra*, Sanskrit: *मुद्र*) genannt, in der die Hände vor dem Herzen gehalten werden. Während der Yogapraxis wird diese Handhaltung oft eingenommen und eine Intention für das Üben gefasst. So stellt *Patanjali* in der Übersetzung einen Wunsch dar, der in offene Hände fällt. Die Bedeutsamkeit der mentalen Ausrichtung im Yoga kann in der Psychologie in Bezug zur Kraft von gedanklichen Bildern gebracht werden, die beispielsweise ein wichtiger Faktor beim Erreichen von Zielen sind (Zielsetzungstheorie, z. B. Locke & Latham, 1990). Mentale Bilder sind dabei der entscheidende Mechanismus zur Verbindung von bewusstem Erleben und unbewussten Empfindungen. Rheinberg (2008) bringt dies darüber hinaus in Bezug zu den drei impliziten Motiven Anschluss, Macht und Leistung, die durch entsprechende Bilder aktiviert werden können. Je nachdem welche Ziele eine Person erreichen will, können die Bilder entsprechend variieren.

Auch der sehr bekannte Gruß *Namasté* (Sanskrit: नमस्ते „Verehrung“), ist eine Variante des Anjali Mudras, welche das allgemeine Ziel des Yoga reflektiert: die Ähnlichkeiten zwischen sich selbst und anderen zu erkennen und die Gegensätze zu harmonisieren. Harmonie kann dabei zum einen durch theoretisches Verständnis über das Funktionieren des Geistes, zum anderen durch praktisches Üben erreicht werden.

2.1.1 Das zur Ruhe bringen der Gedanken

Das Ziel von Yoga für das mentale Befinden kann nach Patanjali definiert werden als „das zur Ruhe bringen der Gedanken“ (Sanskrit: योगश्चित्तवृत्तिनिरोधः || yogaś citta-vṛtti-nirodhaḥ; Sutra 1.2). Dabei ist interessant zu beachten, wie die unterschiedliche Wortwahl in verschiedenen Übersetzungen ein anderes Bild auf diesen Satz wirft. So wird der Begriff Yoga auch mit „Joch“ übersetzt (z. B. Kabat-Zinn, 2013, S. 180) und kann dabei ohne Betrachtung des Kontextes ein durchaus gewaltsames Bild erzeugen. Als Joch wurde traditionell ein Holzstück bezeichnet, mit dem Zugtiere an einem Pflug befestigt waren. Es kann also auch hier entweder als „Verbindungsstück“ von Körper und Geist oder auch als „unter Kontrolle bringen“ des Geistes betrachtet werden. In den Yoga-Sutras wird das zur Ruhe bringen der Gedanken als zentral dargestellt und als Grund, warum Yoga als Technik überhaupt geübt wird. Die Gedanken werden im Yoga auch *wilde Affen* genannt, die den Geist kontrollieren bzw. aus der Balance bringen. Während das Bild der wilden Affen zunächst nicht mit psychologischer Forschung gleichgesetzt werden kann, ist doch der gestresste Alltagsmensch durchaus Ziel psychologischer Interventionen. Hierbei kann der wilde Affe als gedankliches Ruminieren, sich Sorgen machen, grübeln und bewerten verstanden werden, was zu Ablenkbarkeit, abschweifen und mangelnder Konzentration führen kann. Um dieses Gedanken- und Gefühlskarussell zu beruhigen, geht es in achtsamkeitsbasierten Programmen der Psychologie eben auch um das Erlangen eines klaren Geistes und dem Treffen bewusster Entscheidungen. Abbildung 2.1 vereinfacht den Zusammenhang von Reiz und Reaktion unter Berücksichtigung einer achtsamen Komponente.

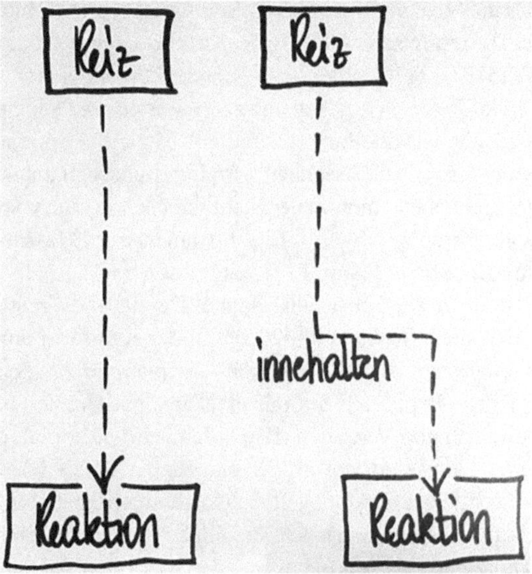

Abbildung 2.1 Vereinfachte Darstellung von Reiz und Reaktion mit Berücksichtigung einer achtsamen Komponente (Cyros, 2021)

Der Weg die Kontrolle über den Geist oder in anderen Worten, einen ausgeglichenen Geisteszustand, zu erlangen, wird im Yoga auch *Raja Yoga* (Sanskrit: रज योग „König/Herrscher“) genannt. Dabei gilt es zunächst die sogenannten „Muster des Geistes“, die individuell ausgeprägt sind, durch Selbstbeobachtung und Erfahrung zu erkennen. Eines dieser Muster ist *Nidra*, der Schlaf und findet sich auch in der Bezeichnung Yoga Nidra wieder, der dieser Studie zu Grunde liegenden Meditation. Yoga Nidra wurde von Swami Satyananda in den 1960er

Jahren als „bewusster Schlaf“ erklärt, in dem sich alle Ebenen des Bewusstseins erschließen oder auch harmonisieren lassen, sogar während des Schlafs. Die Gehirnforscher Kjaer et al. (2002) erfassten mittels PET die Hirnaktivität während Yoga Nidra und stellten fest, dass die Meditierenden imstande waren, das Bewusstsein zu regulieren bzw. auf synaptischer Ebene zu stimulieren.

Gelassenheit Das Harmonisieren von Gegensätzen, Beruhigen des Geistes und eine positive geistige Ausrichtung ähneln dem psychologischen Konzept der Gelassenheit. Gelassenheit kann mit innerer Ruhe und Gleichmut verglichen werden und basiert u. a. auf emotionaler Stabilität. In einer Studie zur Untersuchung von diverser affektiver Intensität wird Gelassenheit z. B. als entspannter, zufriedener Zustand beschrieben (Bagozzi & Moore, 2011). Gelassenheit als möglicher Anteil von Persönlichkeitsmerkmalen wird auch als eine Art innerer Frieden verstanden, der unabhängig von äußeren Einflüssen bestehen bleibt und in guten wie schlechten Zeiten relativ stabil ist (Roberts & Aspy, 1993; zitiert nach Soysa et al., 2021, S. 1519). Die Fähigkeit zur Gelassenheit entwickelt sich durch das Loslassen von Erwartungen, Wünschen und zwanghaftem Verlangen. Swami Vagishananda (2016, persönliche Mitteilung) formulierte es ganz pragmatisch so: „Make a wish – but be ready for no!“ Gelassenheit wird im Englischen unter dem Begriff *serenity* verwendet und neben emotionaler Stabilität auch in einem spirituellen Kontext verstanden (vgl. „serenity prayer“). Ein Instrument zur Erfassung von Gelassenheit (Original von Roberts & Aspy, 1993, zitiert aus Soysa et al., 2021) beinhaltet dabei in der Langform die Subskalen Glaube, Demut und Freude (Boyd-Wilson et al., 2004, zitiert nach Soysa et al., 2021). In der Kurzform der Skala (Kreitzer et al., 2009) wurden statistisch die Faktoren Akzeptanz (Bsp.: „Ich vergebe mir selbst“), innerer Frieden (Bsp.: „Ich bin mir einer inneren Quelle von Trost, Kraft und Sicherheit gewahr“) und Vertrauen (Bsp.: „Ich vertraue darauf, dass Ereignisse im Leben Teil eines Plans sind, der größer und sanfter ist als ich wissen kann“) eingeteilt. Der Faktor Akzeptanz spiegelt sich auch im sogenannten „serenity prayer“ wider, welches vom amerikanischen Theologen Reinhold Niebuhr Anfang des 20. Jh. verfasst wurde und heute u. a. Leitsatz der anonymen Alkoholiker:innen ist (z. B. Shapiro, 2014): “God, grant me the serenity to accept the things I cannot change, courage to change the things I can, and wisdom to know the difference.” Eine kraftvolle Unterstützung, um Gelassenheit zu leben, ist die achtsame, positive Geisteshaltung. Diese wird durch psychologische Fragebögen zur Achtsamkeit erfasst, die verschiedene Facetten des Konstrukts, wie z. B. Nichtreaktivität und Akzeptieren ohne Bewertung abbilden (Michalak et al., 2016). Die Fähigkeit, immer wieder das Positive und Konstruktive zu erkennen, bildet die Basis für innere Gelassenheit und einen achtsamen Umgang mit sich selbst und der Umwelt. Das Gegenteil von Gelassenheit wiederum ist ein unruhiger, nervöser Geisteszustand, der z. B. durch Meditation wieder in Balance gebracht werden kann. Wallace und Shapiro (2006) nennen dazu vier Arten der geistigen Balance: konativ, aufmerksamkeitsgerichtet, kognitiv und affektiv. Konative Balance richtet diesen Prozess auf eine bestimmte Auswahl an Zielen aus, was im Yoga z. B. durch das Fassen eines persönlichen Vorsatzes während Meditation oder einer Intention beim Üben dargestellt ist. Konativ bedeutet wörtlich „aus eigenem Antrieb wollend" oder „auf ein Ziel strebend" und bezieht sich auf eine aktive, dynamische Anstrengung. In der Psychologie gibt es ebenfalls Unterstützung für die Wirksamkeit von Zielen – z. B. steigen die Effekte von Interventionen, wenn diese zur konativ-motivationalen Ausrichtung der Teilnehmenden passen (Prochaska et al., 1992). Die individuelle Passung ist also auch in der psychologischen Forschung ein wichtiges Erfolgskriterium zum Erreichen von Zielen und bedeutet konkret auf konativer Ebene, dass eine Intention in Verbindung mit einer konkreten Handlung steht.

Die gesteigerte Fähigkeit die Aufmerksamkeit zu steuern und über einen längeren Zeitraum aufrecht zu erhalten, wird im Yoga insbesondere durch Achtsamkeitsübungen wie z. B. Atemtechniken erreicht. In der Psychologie sind hierbei besonders Prozesse zur Selbstregulation und Flowerleben von Bedeutung (z. B. Csikszentmihalyi, 1990; zitiert nach Wallace & Shapiro, 2006; Ryan & Deci, 2001). Selbstregulation hängt nach Shapiro et al. (2006) auch mit der Fähigkeit zusammen die Perspektive zu wechseln und dadurch Strategien auszuwählen, die das eigene Wohlbefinden fördern. Tang et al. (2015) erklären diesen Mechanismus durch Aufmerksamkeitskontrolle, Emotionsregulation und Selbsterkenntnis, was im Abschnitt 2.2.2 näher vertieft wird. Flow bezieht sich ebenfalls auf eine dauerhafte und gerichtete Form der Aufmerksamkeit auf eine Sache oder Tätigkeit, wobei die Sache selbst im absoluten Fokus steht. Durch die andauernde Aufmerksamkeit und die damit verbundene Aktivität entsteht der sogenannte Flow, oder auch tiefes Glücksempfinden (Csikszentmihalyi, 1990; zitiert nach Wallace & Shapiro, 2006, S. 696): *Flow* oder *Panta rhei* (Griechisch für: „alles fließt"). Ein solches Glück gilt nach Ryan und Deci (2001) als stärker, da es durch internales mentales Training erfolgt statt durch Stimuli von außen und dadurch nachhaltiger wirkt.

Kognitive Balance hängt ebenfalls mit einer klaren, achtsamen Geisteshaltung zusammen und wird heutzutage besonders in Trainings wie der Achtsamkeitsbasierten Stressreduktion (MBSR) oder Achtsamkeitsbasierten Kognitiven Therapie (MBCT) genutzt. Auf diese beiden Konzepte wird in Abschnitt 2.3 näher eingegangen. Schließlich führen konative, aufmerksamkeits-gerichtete und kognitive Balance auch zu emotionaler Stabilität, die wie bereits angeführt, mit dem Konzept eines gelassenen Gemüts zusammenhängt. Hierbei gibt es in der psychologischen

Forschung die bekannten Ansätze der *Loving-Kindness-*, *Metta, Maitri* oder *Compassion Meditation* (deutsch: Freundlichkeit, Empathie oder auch Liebevolle Güte Meditation; z. B. Carson et al., 2004; zitiert nach Wallace & Shapiro, 2006, S. 698) sowie Interventionen zu Dankbarkeit. Bei den erstgenannten Interventionen geht es darum, sich selbst gegenüber eine liebevolle Einstellung zu entwickeln und dieses Streben allmählich auf andere Personen auszuweiten. Dankbarkeitsinterventionen befassen sich z. B. mit Tagebüchern, in denen die Proband:innen täglich aufschreiben, für was sie dankbar sind und dadurch einen Anstieg im positiven Affekt sowie im gesundheitsförderlichen Verhalten erleben (z. B. Emmons & McCullough, 2003; zitiert nach Wallace & Shapiro, 2006, S. 698).

Selbsterkenntnis Das erste Kapitel der Yoga-Sutras beschreibt unterschiedliche Stufen des Bewusstseins (vgl. Abschnitt 2.1.3) und wird auch „Theorie des Geistes" genannt. Im weiteren Verlauf der Yoga-Sutras wird im zweiten Kapitel praktisch erklärt, was die Ursachen von Leid im Leben sind und was *Karma* bedeutet (Sanskrit: कर्मन्, „Handlung, Gesetz von Ursache und Wirkung, Schicksal"). Der Sinn der Yogapraxis wird hier zusammengefasst wie folgt erklärt (Sutra 2.28): 1. Die Reinigung von Körper und Geist, 2. Die Harmonie im Alltag und Leben und 3. Das Bewusstsein der Wahrheit. Gegensätze zu harmonisieren, Gemeinsamkeiten zu erkennen und sich selbst zu reflektieren, gilt dabei als Bewusstsein der Wahrheit. Selbsterkenntnis, Selbstverwirklichung und die Suche nach dem „wahren Selbst" spielen auch zentrale Rollen in der Psychologie und Wissenschaft. Dabei ist Selbstverwirklichung nach Maslow (1970, zitiert nach Ivtzan et al., 2013, S. 123) das höchste Ziel innerhalb der menschlichen Bedürfnispyramide und hängt positiv mit Wohlbefinden zusammen. „Self-actualization is a natural and dynamic life-long process of growth and potential in a full, clear, selfless experience, with full concentration and absorption" (Maslow, 1954, nach Ivtzan et al., 2013, S. 120). Selbstverwirklichung dient damit nicht nur dem eigenen Wohlbefinden, sondern fördert auch ein respektvolles Miteinander, da eine „selbstverwirklichte Person" die Autonomie und Individualität von anderen akzeptiert und Empathie zum Ausdruck bringen kann: Darüber hinaus weist Maclagan (2003) darauf hin, dass Selbstverwirklichung immer auch moralischen Bezug hat und dieses Potential eines ethischen Miteinander ausgeschöpft werden sollte, um wirkliches Wachstum, z. B. auch innerhalb von Organisationen, hervorzubringen. Er hebt in Anlehnung an Kant hervor, das menschliche Potential moralisch zu reflektieren und verdeutlicht die Wichtigkeit dessen in Bezug zu persönlichem als auch organisationalem Wachstum. In den letzten Jahren stand immer mehr die Kontrolle über und Optimierung von sich selbst oder Organisationen im Vordergrund. Maclagan erinnert an die Bedeutsamkeit ethischen Verhaltens als Teil des menschlichen Daseins und der damit verbundenen moralischen Verantwortung.

Motivation würde dahingehend sogar gestärkt werden, wenn sie ethisch verankert wäre und nicht nur auf materiellen Werten wie Geld, oder auf psychologischer Manipulation basiere: „Processes of maturation (Argyris, 1964) or personal growth (Herzberg, 1966) involve the emerge of individual identity (Erikson, 1968) and may lead to moral development (Kohlberg, 1973)" (zitiert nach Maclagan, 2003, S. 341). Diese Qualität einer ethischen Basis mit positiven psychologischen Wachstumsmöglichkeiten spiegelt sich im nachfolgenden Abschnitt des achtgliedrigen Ashtanga Pfad des Yoga wider und zeigt, wie sich die beiden „Sprachen" der Yoga-Philosophie und psychologischen Wissenschaft erneut überschneiden, wenn auch mit unterschiedlichen Schwerpunkten.

2.1.2 Der achtgliedrige Ashtanga Pfad

Um Yoga Nidra als achtsamkeitsbasierte Meditation theoretisch einzuordnen, wird in diesem Abschnitt kurz der achtgliedrige Pfad des Ashtanga Yoga vorgestellt. Innerhalb der Yoga-Sutras und als essenzieller Teil von Raja Yoga liefert er einen hierarchischen Überblick der einzelnen Stufen des Yoga-Wegs und eine Unterteilung in sogenannte externale (1–4) und internale (5–8) Stufen:

1. *Yama* (Sanskrit: यम „Zügel, Lenker"), Achtung gegenüber der Umwelt, Ethik, Moral
2. *Niyama* (Sanskrit: नियम „Regel"), Achtung gegenüber sich selbst, Psychohygiene
3. *Asana* (Sanskrit: असन „Sitz") Harmonie im Körper, Körperhaltung
4. *Pranayama* (Sanskrit: प्रनयम „Kontrolle der Lebensenergie"), Harmonie des Atems
5. *Pratyahara* (Sanskrit: प्रत्यहर „Zurückziehen"), Harmonie der Emotionen/ der Sinne
6. *Dharana* (Sanskrit: धरन „aufrechterhalten"), Harmonie der Gedanken, Konzentration
7. *Dhyana* (Sanskrit: ध्यन „Versenkung"), Meditation
8. *Samadhi* (Sanskrit: समधि „Zustand vollständiger Ruhe"), Erleuchtung, Verschmelzung, dauerhaftes Erleben des „wahren Selbst"

Yama betont die Wichtigkeit ethischer Grundregeln für eine authentische Yogapraxis, welche sich in einem harmonischen und respektvollen Miteinander widerspiegelt. Die fünf *Yamas* lauten: Gewaltfreiheit, Wahrhaftigkeit, Nicht-Stehlen, sexuelle Angemessenheit und Nicht-Horten. In Bezug auf die Einordnung von

Yoga Nidra kann hierzu ergänzt werden, dass die Meditation auch einen positiven Einfluss auf das achtsame Verhalten gegenüber der Umwelt haben kann und soll (Satyananda, 2009; Xu et al., 2021). Die *Niyamas* zeigen den persönlichen Weg zu einer gesunden Psychohygiene auf: Reinigungspraktiken, Zufriedenheit als innere Haltung, Selbstdisziplin, Selbstreflexion und Hingabe an ein höheres Ideal sind die Konzepte, die dahinter liegen. Diese Verhaltensempfehlungen sollten aktiv praktiziert werden. Erste wissenschaftliche Ansätze zur Validierung dieser Konzepte liefern Büssing et al. (2021). Während Yoga Nidra wird diesbezüglich besonders das Beobachten der eigenen Gedanken, Gefühle und Handlungen geübt. Wie dieses Beobachten zu einem ausgeglichenen Geist führen kann, wird im nachfolgenden Abschnitt näher beschrieben. Es gilt im Yoga und auch während Yoga Nidra, Wohlwollen im eigenen Leben zu kultivieren und sich nicht in negativen Gedankenspiralen zu verfangen. Eine gesunde Achtung vor sich selbst kommt also direkt an zweiter Stelle auf einem erfolgreichen Yoga-Weg und ist ursprünglich nicht unabhängig von einzelnen Techniken wie Meditation oder Körperpraxis zu sehen.

Charakterstärken Auch in der Psychologie gibt es Ansätze, um die Ausrichtung des Geistes sowie den Charakter eines Menschen einzuordnen. Ruch und Proyer (2015) validieren z. B. auf Basis der Erkenntnisse von Peterson und Seligman (2004) die Zuordnung von 24 Charakterstärken zu sechs übergeordneten Werten: 1. Weisheit und Wissen, 2. Mut und Tapferkeit, 3. Menschlichkeit, 4. Gerechtigkeit, 5. Mäßigung und 6. Transzendentales Bewusstsein. Im Vergleich zu den o.g. *Yamas* und *Niyamas* lassen sich augenscheinlich Überschneidungen erkennen, jedoch fehlt es an Studien, die dies empirisch validieren:

- Weisheit und Wissen mit Selbstreflexion
- Mut und Tapferkeit mit Selbstdisziplin
- Menschlichkeit und Gerechtigkeit mit den *Yamas* im Allgemeinen
- Mäßigung mit sexueller Angemessenheit
- Transzendentales Bewusstsein mit der Hingabe an ein höheres Ideal

Die Autoren weisen darauf hin, dass die 24 Stärken (z. B. Selbstregulation, Hoffnung oder auch Humor) nicht ausschließlich einem Wert zugeordnet werden, sondern eine Stärke auf mehreren Werten laden kann. So können auch entsprechende Werte aus der Yoga-Philosophie ein oder auch mehreren dieser psychologischen Konzepte zugeordnet werden. Ausgeprägte Charakterstärken und Tugenden definieren nach den Autoren einen „guten Charakter", der die Person befähigt, positive Eigenschaften zu verstärken und das allgegenwärtig, erfüllend sowie moralisch geschätzt – gegenüber sich selbst als auch anderen (vgl. *Yamas* und *Niyamas* des Yogapfades). Yoga legt also zunächst den Fokus auf die Lebenseinstellung, innere Haltung oder auch Philosophie zum Leben.

Körper und Geist Die Achtung des Körpers (*Asana*) kommt erst an dritter Stelle des Yogaweges, wird aber in der westlichen Adaptation des Yogas oft als primärer und einziger Aspekt umgesetzt. Auch für Yoga Nidra, das traditionell im Liegen durchgeführt wird, ist es hilfreich, den Körper insoweit zu stärken, dass er bequem liegen kann. Ursprünglich war es das Ziel, sich so weit wohl im eigenen Körper zu fühlen, um möglichst ungestört und lange sitzen und meditieren zu können. Diese Harmonie im Körper stellt sich in Haltungen und Bewegungen dar, die gleichzeitig stabil und entspannt sein sollen. *Pranayama*, an vierter Stelle, beschließt die eher externalen Stufen von Yoga mit der Atempraxis. Ziel ist es den Atem über einen längeren Zeitraum achtsam zu beobachten, d. h. möglichst, ohne sich von etwas anderem ablenken zu lassen. Den Atem zu harmonisieren, gilt als Vorbereitung für die Ruhe im Geist bzw. die nächsten, eher internalen Stufen des Pfades, die auch für die Meditation während Yoga Nidra bezeichnend sind: *Pratyahara* ist dabei essenziell für den Übergang der Wahrnehmung von äußeren zu inneren Eindrücken und auch als Vorbereitung für alle anderen Arten von Meditation zu sehen. Es geht hierbei um das bewusste Zurückziehen der Aufmerksamkeit von den Sinneseindrücken, z. B: von allen Geräuschen. Genauso können die anderen Sinne angesprochen und die Aufmerksamkeit immer mehr von äußeren Eindrücken zu inneren Abläufen (Gedanken, Gefühle, mentale Bilder) gerichtet werden. Die Theorie hinter *Pratyahara* besagt, alle Sinneseindrücke erst bewusst wahrzunehmen, so dass sich der Geist anschließend besser von ihnen lösen kann und quasi „satt" ist.

Aufmerksamkeitslenkung wird in der neurobiologischen Forschung als der zentrale von vier Aspekten von Achtsamkeit erklärt, die nachgewiesene Effekte auf das menschliche Gehirn haben; diese betreffen z. B. eine erhöhte präfrontale Aktivierung und verbesserte präfrontale Kontrolle über Amygdala-Reaktionen hinzu emotionaler Regulierung (z. B. Hölzel et al., 2011). Darüber hinaus werden eine gesteigerte Körperwahrnehmung und Veränderungen der Selbstwahrnehmung genannt. Regelmäßige Meditation führte nach Hölzel et al. (2011, S. 547) dazu, dass die entsprechenden Hirnregionen besser funktionieren und z. B. antrainierte Angstreaktion abgebaut werden konnten. Das Konzept der Achtsamkeit wird im nachfolgenden Abschnitt näher betrachtet.

Dharana, die 6. Stufe, wird oft als Konzentration übersetzt, jedoch ist dieser Begriff im Westen eher mit Anstrengung und Aktivität verbunden. Im Yoga ist damit gemeint, den Geist auf eine einzige Sache zu fokussieren und damit alles andere auszublenden, sich dabei nicht aktiv anzustrengen, sondern eher entspannt und wach bei einer Sache, z. B. der Beobachtung des Atems, zu verweilen. Es folgt in fließendem Übergang *Dhyana*, die 7. Stufe oder auch vertiefte Meditation. Meditation im Westen wird oft als Nachdenken, Nachsinnen übersetzt, im Osten jedoch besteht Meditation gerade darin, dass kein innerer Dialog geführt wird. Man könnte auch sagen, wenn die Konzentration über einen längeren Zeitraum gehalten werden kann, entsteht der Zustand von Meditation, als tiefe Versenkung mit dieser einen Sache, z. B. dem Atem, von selbst. Die 8. Stufe, *Samadhi*, wird oft als Erleuchtung übersetzt und sehr unterschiedlich interpretiert. Die folgenden Abschnitte beziehen sich auf die praktisch zu erfassenden, vorangegangen sieben Stufen und überlassen die Erfahrung von Erleuchtung jedem selbst: „Samadhi ist ein Zustand der Ausgeglichenheit, in dem einem das Glück in Fleisch und Blut übergeht und in dem es dauerhaft bleibt.“ (També, 2016, S. 85)

2.1.3 Bewusstsein

„Allzu oft ist unser Leben dominiert von Stress und seelischem Mangel, den wir in unserem Alltag – also dem Wachzustand – mit verschiedenen Mitteln zu bekämpfen suchen – oder einfach mit langen Stunden im Bett ‚wegzuschlafen‘ versuchen“ (Rama, 2019, S. 9). Wenn Psychologie rein sprachlich betrachtet wird, bedeutet das griechisch-lateinische Wort *psychologia*, die „Lehre von der Seele“. Die Abgrenzung von Seele oder auch Psyche, als Gesamtheit des menschlichen Empfindens und Denkens, und Bewusstsein, als erfahrbare Existenz der geistigen Prozesse, kann mehr oder weniger in spirituellen Zusammenhang gebracht werden. In der Mandukya-Upanishad wird die sogenannte „Essenz des Seins“ in verschiedenen Zuständen beschrieben. Sie bezieht sich dabei auf die drei Bewusstseinszustände: Wachen, Träumen und Tiefschlaf. Darüber hinaus führt die Schrift die Bedeutung der im Yoga bekannten Silbe *Om* und einen vierten Zustand ein: *Turya* (Sanskrit: तुर्य „der Vierte“) oder auch tiefe innere Ruhe bzw. Stille. Als Mittel dazu werden Meditationspraxis und Selbstreflexion genannt. Die Silbe bzw. das Symbol Om stellt ebenfalls die drei genannten Bewusstseinszustände dar und besteht aus den lauten A (Wachzustand), U (Traumzustand) und M (Tiefschlaf). Durch das Rezitieren oder Singen von *Mantras*, wie z. B. der Silbe Om, soll daran erinnert werden, dass es möglich ist Entspannung oder Harmonie in alle drei Bewusstseinsebenen zu bringen, die eigenen positiven Qualitäten zu verstärken und auch das Wissen über jederzeit verfügbares Glück in sich selbst zu finden (vgl. Rama, 2019, S. 71). Gleichzeitig soll die Vibration des Klangs helfen, Verspannungen im Körper und auch im Geist zu lösen. Die Entwicklung von Yoga Nidra in Indien war darauf ausgelegt, mehr Zugang zum Bewusstsein und den o.g. Bewusstseinsebenen zu erlangen. Die drei Ebenen stehen dabei mit korrespondierenden Mustern elektrischer Hirnaktivität in Verbindung (nach Satyananda, 2009):

- Wachzustand: Sinneserfahrung in der Außenwelt, Betawellen (schneller Rhythmus mit ca. 14–20 Hz / Schwingungen pro Sekunde)
- Traumphase: Erfahrung von unterdrückten Erinnerungen (*Samskaras,* Sanskrit: सम्स्कर „unbewusster geistiger Eindruck"), Thetawellen (ca. 4–8 Hz / Schwingungen pro Sekunde), im Yoga wird dieser Zustand *unterbewusst* genannt
- Tiefschlaf: keine mentale Aktivität, Deltawellen (sehr langsam, 0.5 – 4 Hz / Schwingungen pro Sekunde), im Yoga wird dieser Zustand *unbewusst* genannt

Während Yoga Nidra pendelt der/die Übende oft zwischen Wach- und Traumphase und erreicht dadurch ein verstärktes Vorkommen von Alphawellen (8–14 Hz), welche einen wachen, entspannten Zustand darstellen (Mandlik et al., 2002). In der Psychologie wird dieser Zustand auch hypnagogisch genannt, er tritt beim Übergang zum Einschlafen auf (z. B. Sharpe et al., 2021). Dieser Zustand des entspannten, empfänglichen Bewusstseins wird auch als „Yoga Nidra Zustand" bezeichnet, da dieser durch die Meditation verstärkt werden kann (Prakashananda, 2010). Es geht darum, nicht einfach zu schlafen, sondern zuerst die Verspannungen zu lösen, die sich im Körper, Geist und auf Gefühlsebene festgesetzt haben. Ein gutes Beispiel ist die Zeit beim Einschlafen am Abend oder Aufwachen am Morgen, wenn viele Menschen von Sorgen oder Ängsten des vorangegangenen oder anstehenden Tages geplagt werden. Parker et al. (2020) weisen außerdem darauf hin, dass eine ausreichende Entspannung am Abend auch mit einem energiereichen Start in den nächsten Morgen zusammenhängt. Dies hängt positiv mit dem physiologischen Indikator der Emotionsregulation, hier der Herzratenvariabilität (HRV), zusammen. Ein verstärktes Vorkommen von Alphawellen kann dann helfen, Verspannungen tiefgreifend zu lösen und den Übergang zwischen Schlafen zu Wachen zu harmonisieren. Während Alphawellen normalerweise nur wenige Sekunden an eben diesem Übergang vorherrschen, ist es das Ziel von Yoga Nidra, diesen Zustand auf einen längeren Zeitraum auszudehnen: „Der ruhelose Geist […] ist nur trügerischer Schein. Erkenne mit innerer Ruhe den Zustand zwischen Schlafen und Wachen… Das ist das wahre Selbst" (Satyananda, 2009, S. 8).

In der psychologischen Wissenschaft beinhaltet das Selbst ebenfalls eine Verschmelzung von unbewussten und bewussten Eindrücken zu einem „ganzen

Selbst" bzw. zu einer integrierten Persönlichkeit (vgl. Jung, 1928, nach Ivtzan et al., 2013, S. 119 f.). Diese integrierte oder auch ganze Persönlichkeit kommt dabei von innen, kann aber durch mangelnden Handlungsspielraum unterdrückt sein. Diese Erfahrung erfordert konkrete Verhaltensschritte und den Wunsch sich selbst zu verwirklichen. Dabei erfordert Selbstverwirklichung nach Maslow (1962, zitiert nach Ivtzan et al., 2013, S. 120) Mut, Engagement, Kreativität und die Bereitschaft Risiken einzugehen; Personen mit einer integrierten Persönlichkeit hätten dann, neben den Vorteilen der eigenen Selbstverwirklichung, auch gesündere Beziehungen zu anderen Menschen, die auf Respekt und Gemeinschaftsgefühl basieren. Für die vorliegende Arbeit stellt sich jedoch nicht die komplexe philosophische Frage zur Erfassung eines sogenannten „wahren oder ganzen Selbst", sondern eher nach den Kriterien, die ein Leben auf gesundheitsförderliches Verhalten bzw. Wohlbefinden ausrichten und wie diese Kriterien empirisch prüfbar sind. Dabei sei auch auf die Forschung zu Interventionen des „best possible self" hingewiesen (z. B. Carrillo et al., 2019).

2.1.4 Leid und Freude

Ein Ziel der Yoga-Philosophie ist es, frei von Schmerz zu sein, wobei dies durch das Verständnis der Konzepte von Leid und Freude zu erreichen ist. Auch in der aktuellen psychologischen Forschung ist es oft der Fokus, Stress als Form von Leid zu verringern und Wohlbefinden zu steigern. Was jedoch genau unter Leid und Wohlbefinden verstanden wird, kann durchaus variieren. Sedlmeier (2016) weist darauf hin, wie wichtig es ist, die untersuchten Konstrukte in einer westlichen Forschungsarbeit mit den Hintergründen der östlichen Meditation in Bezug zu bringen, um die Wirkung der Intervention wirklich zu verstehen. Allein der Begriff Achtsamkeitsmeditation versammelt die unterschiedlichsten Meditationsansätze und Techniken, die dabei meist einen fernöstlichen Hintergrund haben und oft auch im Westen psychotherapeutisch angewendet werden. Es fehlt bislang an einer allgemein anerkannten Theorie zur Wirkung von Meditation und viele Studien werden nach Sedlmeier (2016, S. 61) nicht theoretisch abgesichert. Wenn z. B. durch eine meditationsbasierte Intervention eine Reduktion von Angst festgestellt wird, so fehlt oft eine Begründung, „*warum* Meditation die Angst vermindert und welche Mechanismen und Prozesse das verursachen" (Sedlmeier, 2016, S. 121).

Beobachtung Im 2. Kapitel von Patanjali wird der Weg der Tat, *Kriya Yoga* (Sanskrit: क्रिय योग „bewusstes Handeln"), als konkrete Methode beschrieben, um Leiden zu überwinden. Beobachten und Selbsterkenntnis führen demnach zu echter – im Gegensatz zu oberflächlicher – Entspannung und einem Ende von Leid. Auch die Wissenschaft bringt die Fähigkeit innere Abläufe zu beobachten in Zusammenhang mit der Möglichkeit die Perspektive zu wechseln und dadurch mehr Ruhe und Klarheit zu erlangen (z. B. Shapiro et al., 2006). Ein Beispiel für Leid ist das „Jammern" des Geistes, das Beschweren und Kommentieren, was schließlich immer wieder selbst zu neuem Leid führt. In der Psychologie können Gemeinsamkeiten dazu in den Konstrukten der Besorgnisneigung oder auch Grübeln (auch: Rumination) sowie dem Anhaften als Gegenpol von Achtsamkeit gefunden werden. In den Versen 2.3–2.9 beschreibt Patanjali genauer, was die fünf Ursachen von Leid im Yoga sind, und fasst diese unter dem Begriff *Klesha* (Sanskrit: क्लेस्ह „Schmerz, Hürde") zusammen:

1. *Avidya* (Sanskrit: अविद्य „Unwissenheit, Verwechslung")
2. *Asmita* (Sanskrit: अस्मित „Egoismus")
3. *Raga* (Sanskrit: रग „Gier")
4. *Dvesa* (Sanskrit: द्वेस „Abneigung")
5. *Abhinivesha* (Sanskrit: अभिनिवेस्ह „Angst vor dem Tod")

Diese Ursachen von Leid bzw. Hindernisse auf dem Yogaweg haben die Wurzeln, nach Patanjali, in vergangenen Erfahrungen und sind individuell unterschiedlich stark ausgeprägt. Der Königsweg wäre es, sich zunächst von der Unwissenheit zu lösen, was jedoch ein äußerst philosophischer Ansatz und schwer im Alltag umsetzbar ist: Was ist die Seele? Woher kommen wir? Wohin gehen wir? Wenn diese Fragen sicher beantwortet werden können, sind die anderen Ursachen von Leid nach Patanjali von selbst aufgelöst. Hier zeigt sich ein entscheidender Unterschied zum Verständnis von Wohlbefinden in der Psychologie: Während dort oft von allgemeinem positivem Affekt oder Lebenszufriedenheit gesprochen wird, wäre im Yoga die Selbsterkenntnis an erster Stelle zu Wohlbefinden. Auch die Angst vor dem Tod bzw. das Thema Tod an sich, ist in der Yoga-Philosophie präsenter als in der psychologischen Forschung, vor allem in Bezug auf Wohlbefinden. Gemeinsam ist beiden Disziplinen jedoch ein Verringern von Angst im Allgemeinen als erstrebenswerter Zustand. Die Wurzeln von emotionaler Anspannung werden oft unterdrückt bzw. tief im Unbewussten gespeichert. Während Yoga Nidra wird durch Beobachten und Wahrnehmen von gegensätzlichen Empfindungen geübt Harmonie und Ausgleich von Ängsten und Sorgen zu finden. Diese Konzepte werden in der vorliegenden Studie an das westliche Verständnis angelehnt (vgl. Modell in Abbildung 2.3 zu Konfrontation und Extinktion) und empirisch mit etablierten Skalen erfasst.

Raga und *Dvesa* werden im Yoga als zwei Dämonen beschrieben, die wie zwei Seiten einer Medaille funktionieren. Das zwanghafte Binden an schöne Dinge oder unbedingte Vermeiden negativer Situationen führt erneut zu Schmerz. Auch diese beiden Gegensätze können durch Yoga Nidra im Sinne der o.g. Konfrontation angesprochen, potenziell ausgeglichen und Gelassenheit im Sinne von Akzeptanz und anderen Bereichen von Achtsamkeit gefördert werden. *Asmita*, die Ich-Bezogenheit, bedeutet, in Rollen verhaftet zu sein, die davon abhalten „sich selbst zu erkennen". Je weniger ausgeprägt die Identifikation mit Rollen und Erfahrungen vorhanden ist, desto größer ist nach Patanjali die Reduktion von Leid. Dieses Konzept kann in der psychologischen Forschung mit überzogener Selbstbezogenheit, im Extremfall Narzissmus, verglichen werden und verhindert schließlich auch eine empathische Grundhaltung, sich in andere hineinzuversetzen. Im Sinne der Theorie der Rollendistanz (Goffman, 1973) steht demgegenüber die Erweiterung des eigenen Handlungsspielraums, wenn die eigenen Rollen aufgeweicht werden können und durch Selbst-Reflexion ein möglicher Perspektivenwechsel angestrebt werden kann.

Der Psychologe und Motivationsforscher Frederick Herzberg unterteilte psychologisches Wachstum in sechs Teilbereiche, die auch in Bezug zu *Avidya* und *Asmita* gestellt werden können: (1966, zitiert nach Maclagan, 2003, S. 338): 1.) Die Ansammlung von Wissen, 2.) Erkenntnis von Verbindungen zwischen diesem Wissen, 3.) Kreativität, neue Ideen, 4.) Erfolgreicher Umgang mit Veränderung, 5.) Individuelle Ausdruckskraft und 6). Unterscheidungskraft von Realität und Fantasie. Letzteres bezeichnet er als Fähigkeit die Realität bzw. sich selbst zu erkennen und damit verbunden die Möglichkeit, das eigene Potenzial voll auszuleben.

Bezogen auf Leid und Freude geht die Yoga-Philosophie davon aus, dass beides zu Konsequenzen und Gewohnheiten führt und es wichtig ist, diese Ursache-Wirkungs-Gefüge zu verstehen, Verantwortung für die eigenen Handlungen zu übernehmen und die ungesunden Gewohnheiten zu durchbrechen. Dies entspricht der Erkenntnis, dass tatsächlich die Möglichkeit besteht das eigene Erleben und Verhalten zu verändern, sei es die eigenen Stärken zu mehren oder schlechte Gewohnheiten zu verringern. Im letzten Satz der Yoga-Sutras wird darauf hingewiesen, dass es entscheidend ist, diesen Weg, trotz aller Anstrengung, *liebevoll* zu beschreiten.

In der Psychologie besteht seit einigen Jahren der Trend zur sogenannten Quantifizierung des Selbst bzw. der Selbstoptimierung, wobei diskutiert wird, inwiefern diese zur Leistungssteigerung und dem Erreichen von neuen Idealen förderlich ist oder dem Konzept der Achtsamkeit entgegensteht (z. B. Jacob et al., 2017). Positiv zu betrachten ist jedoch bei beiden Ansätzen die Stärkung der internalen Kontrollüberzeugung sowie Selbstwirksamkeitserwartung, hin zur tatsächlichen Veränderung von Verhaltensweisen (vgl. Bandura, 1977).

2.1.5 Yoga und individuelle Passung

„Yoga üben kann jeder, der atmen kann“ (Desikachar, 1999). Tatsächlich liegen zwischen Klischees über die beste Yoga-Pose oder stundenlangem Meditieren im Lotussitz ganz normale Menschen mit individuellen Yogaansätzen. Je nach individueller Neigung, gibt es also auch im Yoga unterschiedliche Zugänge zu einer eher körperlichen oder geistigen Praxis. In Bezug auf Meditation kann dies bedeuten, diese in Bewegung, im Sitzen oder Liegen durchzuführen und an die Voraussetzungen der Übenden anzupassen. Dieser Ansatz der individuellen Passung wurde auch in alten buddhistischen Lehren und Achtsamkeitstrainings angewendet, um sich an den Bedürfnissen, der Kapazität und den Umständen der Übenden zu orientieren (Rogan, 2017, S. 101). Ein mögliches Missverständnis im Westen ist, dass man für Yoga am besten weiblich und flexibel sein sollte und gleichzeitig eher statische (wenn überhaupt) sportliche Aktivität ausüben möchte. Das Gegenteil ist der Fall, Yoga kommt nicht nur ursprünglich aus einer sehr männlich dominierten Welt, sondern führt auch zu diversen Herausforderungen mit den eigenen körperlichen, geistigen und emotionalen Fähigkeiten. Somit kann Yoga je nach Ausrichtung unterschiedlich erlebt werden und Meditation auch z. B. in Form von Bergsteigen, Malen oder beim Bahnfahren auftreten. Außerdem weist Yoga bestenfalls den Weg für ein selbstbewusstes Leben in einem respektvollen Miteinander. Schon Kinder können von körperlichen Yogaübungen als auch Meditationstechniken profitieren. So gibt es in Bezug auf Yoga Nidra auch extra Versionen für Kinder, die nicht nur die eigene Körperwahrnehmung schulen und Fantasiereisen zur positiven Visualisierung beinhalten, sondern auch beim Einschlafen und zur Entspannung ganz allgemein helfen können (Kündig, 2010).

Risiken und Nebenwirkungen von Meditation Meditation wirkt positiv auf verschiedenste physiologische als auch psychologische Parameter und kann individuell angepasst werden. Trotzdem können auch „Nebenwirkungen“ auftreten (in Anlehnung an Sedlmeier, 2016, S. 174 f.), die in Tabelle 2.1 mit möglichen Lösungsvorschlägen dargestellt sind.

Tabelle 2.1 Nebenwirkungen von Meditation und Lösungsvorschläge

Problem	Lösung
1. Zweifelhafte/r Lehrer:in	Achtsamkeit und Bauchgefühl bei der Auswahl des/r Lehrers:in
2. Ablenkung durch Alltag / Zeitprobleme	Bewussten Entschluss für die Zeit zum Meditieren fassen, z. B. eine bestimmte Tageszeit oder einen bestimmten Ort
3. Probleme mit der Körperhaltung	Hilfsmittel verwenden und/oder vorher Körperübungen durchführen; Schmerz eine Weile akzeptieren und evtl. Veränderungen beobachten
4. Aufkommen negativer Gedanken und Gefühle	Austausch mit anderen und Gemeinsamkeiten erkennen; bewusst alle Gedanken und Gefühle einladen und beobachten
5. Dauer bis sich erwünschte Ergebnisse einstellen variiert	Geduld und Regelmäßigkeit, anfangs nicht zu viel erwarten

Zu 4., dem Aufkommen negativer Gedanken und Gefühle sei noch erwähnt, dass dies durchaus ein relevanter und wichtiger Prozess während der Meditationspraxis ist. Durch das Aufkommen von gespeicherten Erinnerungen und Gefühlen können diese beobachtet, in einem entspannten Zustand reflektiert und neu bewertet oder eingeordnet werden. Dies kann jedoch zu großen Widerständen führen, wie Sedlmeier (2016, S. 176) anschaulich beschreibt: „So ergab eine kürzlich durchgeführte Studie mit amerikanischen Studierenden, dass über die Hälfte der Männer und immerhin ein Viertel der Frauen sich lieber einen (leichten) Elektroschock verabreichten, als 15 Minuten lang einfach nur ruhig zu sitzen und nichts zu tun." Die größten unangenehmen Erfahrungen mit Meditation erlebten nach Sedlmeier (2016, S. 179) Personen, die entweder wenig Erfahrung mit Meditation hatten, aber bereits sehr fortgeschrittene Techniken anwendeten oder ohne Lehrer:in bzw. nicht in einer Gruppe meditierten. Im anschließenden Abschnitt wird Yoga Nidra als spezifische Form einer Meditation näher dargestellt.

2.2 Yoga Nidra

> „Die meisten Menschen schlafen, ohne ihre Spannungen vorher zu lösen. Das nennt man Nidra. Nidra bedeutet Schlaf, egal wie. Yoga Nidra aber ist der Schlaf, nachdem alle Lasten entfernt wurden. Es ist eine völlig andere und neue Qualität" (Satyananda, 2009, S. 9).

2.2.1 Definition und Ablauf

Yoga Nidra bedeutet nach Satyananda (2009) „Schlaf mit einer kleinen Spur von innerer Bewusstheit", womit er meint, dass der Geist zwischen Wach- und Schlafzustand hin und her pendelt. In der Psychologie gibt es ebenfalls Forschung zu diesem Übergang zum Einschlafen, der in Zusammenhang mit alpha-Wellen steht (vgl. S. 32) und förderlich für Lernleistungen und Erinnerungsvermögen ist (z. B. Sharpe et al., 2021; Tononi & Cirelli, 2006). Seinen Ursprung hat Yoga Nidra in Indien und es enthält die Essenz jahrtausendealter yogischer Praktiken (Satyananda, 2009). Dabei kann der Begriff Yoga Nidra die Methode als auch den Zustand der Meditation bezeichnen. Yoga Nidra wird traditionell im Liegen auf dem Rücken durchgeführt und ist in der Anwendung äußerst einfach, es ist keine Vorerfahrung nötig. Deshalb kann es auch z. B. für Personen angewendet werden, die sich körperlich nicht gut betätigen können. Aktuell wurde dies in einer Fallstudie zur unterstützenden Behandlung von Post-Covid-19 Symptomen bei einem jungen Patienten bestätigt (Bhardwaj et al., 2022). Die Liegeposition unterscheidet Yoga Nidra besonders von anderen Meditationen, welche meist im Sitzen durchgeführt werden. Auch wenn Yoga Nidra in der westlichen Welt oft als Achtsamkeitsmeditation benannt wird, liegt es eigentlich in der Mitte zwischen Schlaf und Meditation, es ist weder ganz das eine noch das andere (Rama, 2019). Durch die Position im Liegen kann der Körper vollkommen entspannen, es ist jedoch auch leichter einzuschlafen. Deshalb nimmt sich der/die Übende am Anfang bewusst vor, wach zu bleiben. Dies geschieht nicht als Pflicht, sondern als Einladung, achtsam zu beobachten und „sich selbst zu entdecken". Oftmals schlafen die Übenden während Yoga Nidra ein, pendeln zwischen Wachzustand und Schlaf und gleichen so auch vorhandene Schlafdefizite aus. Eine Stunde mit Yoga Nidra entspricht nach Satyananda (2009) bis zu vier Stunden Schlaf in Bezug auf die Entspannungsqualität, ist also auch vergleichbar mit sogenannten „Powernaps". Der Ausgleich von Nachtschlaf wurde von Satyananda im Rahmen seiner eigenen Praxis und Erfahrung eingeschätzt; Die Übenden berichten besonders in Situationen mit Schlafmangel von einem spürbaren Ausgleich und einer erfrischenden Wirkung der Meditation. Ein aktueller Trend zeigt außerdem, dass Yoga Nidra unter dem Namen „non-sleep deep rest" auch in der Geschäftswelt und unter Führungskräften bekannter wird (Jackson, 2022; Sweet, 2022). Dieser Begriff wurde von Andrew Huberman geprägt, der als Professor für Neurowissenschaften an der Stanford Universität in den USA tätig ist. Er entschloss sich Yoga Nidra durch das neue Akronym „NSDR" umzubenennen, da viele Personen allein durch den Begriff Yoga Nidra abgeschreckt sein könnten und er die nach seiner eigenen Erfahrung wirkungsvolle Meditation einer breiten Zielgruppe zugänglich machen wollte (Ferris, 2021). Sweet (2022) weist weiter darauf hin, dass NSDR, bzw. Yoga Nidra, als „next-generation powernap" zu verstehen sei und den Körper in einen schlaf-ähnlichen Zustand versetzt, durch den das Gehirn sozusagen in kurzer Zeit tiefenentspannen kann. Inwieweit dieser Mechanismus tatsächlich funktioniert, ist bisher noch nicht ausreichend in der Literatur belegt. Aktuelle Forschungsarbeiten zum Thema Schlafstörungen lassen vermuten, dass durch Yoga Nidra mentale, körperliche und emotionale Entspannung verstärkt und dadurch der fehlende Schlaf ausgeglichen werden kann (z. B. Sharpe et al., 2021). Detaillierte Einblicke in die Wirkmechanismen der Meditation werden in den nachfolgenden Kapiteln gegeben.

Aufmerksamkeitslenkung Ein Teil des Bewusstseins bleibt während Yoga Nidra immer wach, auch wenn die Übenden sich nach der Meditation nicht unbedingt an alle Einzelheiten erinnern. Je öfter Yoga Nidra geübt wird, umso leichter fällt es, wach zu bleiben. Die Haupttechnik von Yoga Nidra heißt *Nyasa* (Sanskrit: न्यास „Platzieren") und bezeichnet eine Übung, bei der ursprünglich bestimmte *Mantras* für verschiedene Körperteile rezitiert und diese dadurch gezielt wahrgenommen wurden (vgl. Satyananda, 2009, S. 3). Swami Satyananda, bekannter Yogameister und Gründer der Bihar School of Yoga, hat die Übung schließlich Mitte des 20. Jahrhunderts grundlegend vereinfacht und begonnen sie zu erforschen (Prakashananda, 2010; Satyananda, 2009). Yoga Nidra führt von externalen Ebenen der Wahrnehmung (z. B. Visualisierung des Körpers bzw. „Body Scan") zu internalen Ebenen (z. B. wertfreies Beobachten der Gedanken und Gefühle) und von dort systematisch wieder zurück. Die Aufmerksamkeit wird also zunächst auf den Körper und die Umgebung ausgerichtet und dann Stück für Stück, über den Atem und Visualisierungen, weiter nach innen geleitet. Dieser Ablauf wird in den nachfolgenden Abschnitten noch ausführlicher beschrieben. Die einzelnen Schritte von Yoga Nidra sollen genau nachvollziehbar sein und werden von einem/r erfahrenen Lehrer:in angeleitet (vgl. Satyananda, 2009). Dabei ist eine monotone, direktive Sprache kennzeichnend für die Durchführung. Es wird der Name des jeweiligen Körperteils angesagt und sich ein inneres Bild davon gemacht; beispielsweise wird der rechte

Daumen angesprochen, gedanklich der Name wiederholt und dabei bildlich vorgestellt sowie möglichst entspannt. Die Ansage ist schnell, damit die Gedanken nicht abschweifen können. Dies ist für viele Übende am Anfang schwierig oder sogar unangenehm, kann jedoch nach einiger Übungszeit zu tiefer Entspannung führen (vgl. qualitative Rückmeldungen, z. B. Moszeik, 2016). Durch das Wahrnehmen der einzelnen Körperteile können diese und gleichzeitig das dazugehörige Areal im Gehirn entspannt werden. Dies funktioniert über die neuronalen Verbindungen zwischen den Körperteilen und dem Gehirn (vgl. Hommel & Nattkepmer, 2011, S. 18). So beginnt die Körperwahrnehmung während Yoga Nidra oft bei den Fingern der rechten Hand. Die rechte, meist aktivere Seite, sowie auch generell die Finger, verarbeiten durch den Tastsinn sehr viele Eindrücke und so wird bereits zu Beginn der Körperwahrnehmung ein Areal entspannt, das eine große Fläche im Gehirn repräsentiert (vgl. Abb. 2.2). Eine weitere Technik, die während Yoga Nidra angewendet wird, ist das Zurückziehen der Aufmerksamkeit von den Sinneseindrücken, *Pratyahara*. Dadurch kann die Wahrnehmung mehr von außen nach innen gelenkt und die Aufmerksamkeit zentriert werden.

Sankalpa – der persönliche Vorsatz Das Herzstück von Yoga Nidra bildet das sogenannte *Sankalpa* (Sanskrit: सन्कल्प „Vorsatz"), ein einfacher, kurzer, positiver Satz, der selbst formuliert und am Beginn sowie Ende der Meditation gedanklich wiederholt wird (Bsp.: „Ich bin entspannt", „Ich treffe klare Entscheidungen", „Ich löse mich von / Ich bin frei von …"). Dabei ist diese mentale Wiederholung vergleichbar mit Autosuggestion oder auch Selbst-Affirmation, welche besonders gut in entspannter Grundhaltung wirken kann (Satyananda, 2009). Autosuggestion wird nach Myga et al. (2022) wie folgt definiert:

> We define autosuggestion as the instantiation and reiteration of ideas or concepts by oneself aiming to actively bias one's own perceptual, brain or interoceptive states, as well as the valence of perceived sensations. This reiteration takes a verbal/linguistic form (internally or out loud) and may be reinforced by employing imagery. Auto- suggestion may take both forms: implicit (i.e., adopted and internalized suggestion from external sources) and explicit (applied consciously and volitionally). (S. 391)

Das Sankalpa im Speziellen bezieht sich auf ein Thema, das nicht nur in diesem Moment, sondern generell wichtig ist und die persönliche Weiterentwicklung betrifft. Es geht nicht darum, den Vorsatz am nächsten Tag zu erfüllen, sondern über mehrere Monate bis hin zu Jahren daran zu wachsen. Dabei ist es weniger die reine Wiederholung, sondern mehr die bildliche Vorstellung davon, wie sich z. B. Gefühle oder Situationen verändern könnten. Der Satz bleibt dabei immer gleich, das mentale Bild, das Gefühl oder die Situation kann sich jedoch von Tag zu Tag in neuen Facetten

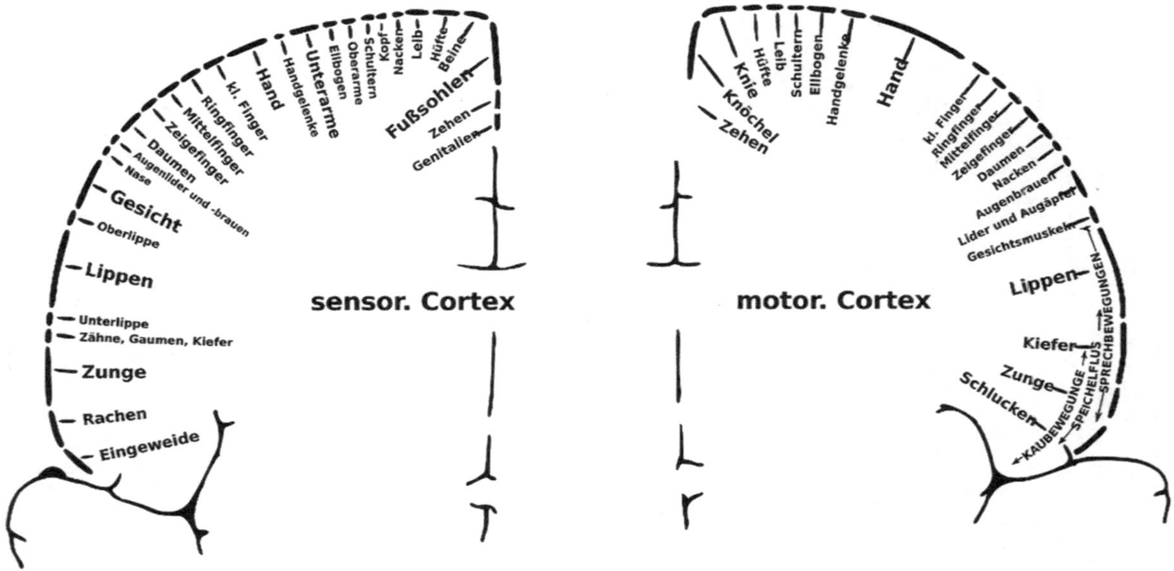

Abbildung 2.2 Nervliches Spiegelbild der Körperteile im Gehirn. Je größer der Abstand zum nächsten Bereich ist, umso mehr Platz nimmt das entsprechende Körperteil für die Informationsvermittlung im Gehirn ein. (Angelehnt an Penfield & Rasmussen, 1950; zitiert nach Spitzer, 1996)

zeigen. Es geht darum, das eigene Wissen zu aktivieren und das eigene Veränderungspotenzial zu entdecken. Auch die tiefen Schichten des Bewusstseins können dabei beeinflusst und das Unbewusste nach També (2016, S. 84) als „williger Schüler" kennengelernt werden. Tiefere Schichten des Bewusstseins entsprechen dabei gespeicherten Erfahrungen und Erinnerungen, die das alltägliche Leben unbewusst beeinflussen. Solange tiefliegende Verspannungen dort nicht erkannt und schließlich aufgelöst werden, fehlen nach També (2016) Informationen, die für wirkliche Zufriedenheit nötig sind. Im Gegensatz zur Hypnose, bei der jemand anders Einfluss nimmt und positive Gedanken der Veränderung suggeriert, übernimmt der/die Übende während Yoga Nidra selbst diese Funktion. Statt die Information von außen einzugeben, werden eigene Impulse beobachtet und in Form eines *Sankalpas* selbst formuliert. Ein Bild, das dem Geist generell helfen kann in der Beobachter:inrolle zu bleiben, ist die Vorstellung eines inneren Kinosessels, in den sich bequem zurückgelehnt wird – ohne Erwartung, ohne Bewertung, welcher „Film" sich vor dem inneren Auge zeigt. Wenn Erwartungen und Bewertungen auftauchen, werden diese ebenso beobachtet und angenommen, alle Gedanken, Bilder, Gefühle dürfen sich zeigen. Shapiro et al. (2006) weisen darauf hin, dass diese nicht-wertende Aufmerksamkeit die Fähigkeit zum Perspektivenwechsel verstärken kann, worauf im Abschnitt 2.2.2 näher eingegangen wird. Während Yoga Nidra darf sich der/die Übende vollkommen entspannen, es sich bequem machen und eben sogar einschlafen. Übung und Disziplin wird nicht gleichgesetzt mit aktiver Anstrengung; diese erzeugt nach Satyananda (2009) Anspannung bis hin zu Frustration oder Aggressionen und wäre nicht hilfreich: „Steht ein Mensch unter Anspannung, wird sein Verhalten davon geprägt. In dem Moment, wenn Entspannung eintritt, findet er den Zugang zu seinem natürlichen, selbstverständlichen Sein. […] Aber diese Erkenntnis ist nur im Zustand der Entspannung möglich" (S. 19). Ziel von Yoga Nidra ist es, Anspannungen in allen Bewusstseinsebenen zu lösen: im Wachzustand, Träumen und Tiefschlaf: „Genauso wie ein Bergsteiger, der, wenn er auf den Gipfel des Berges steigt, eine umfassende Vorstellung davon hat, was oben, unten und hinter dem Berg ist" (Rama, 2019, S. 63). Rama zeigte in einem Versuch mit EEG, dass er sogar im Tiefschlaf weiterhin seine Umgebung wahrnahm und sich später genau an Details und Fragen erinnern konnte (Satyananda, 2009). Angelehnt an das Ziel von Yoga, Ruhe im Geist zu entwickeln, kann durch Yoga Nidra gelernt werden, die Gedanken und Gefühle in einem Zustand tiefer Entspannung zu erkennen und Belastungen grundlegend zu lösen. Dadurch kann ein Gefühl tiefer Ruhe und gleichzeitig neue Energie für den Körper und das Nervensystem erreicht werden. Wie bereits eingeleitet, besteht Yoga Nidra aus einer systematischen Abfolge von Wahrnehmungsübungen, die sich von eher externalen Stufen, wie Körper und Umgebung, zu eher internalen Stufen der inneren Prozesse vorarbeitet.

Stufen von Yoga Nidra (Satyananda, 2009)

- Vorbereitung (Körperhaltung, Umgebungsfaktoren)
- Entspannung (Erste Wahrnehmung des Körpers und des Atems)
- Entwicklung eines persönlichen Vorsatzes (Sankalpa)
- Wahrnehmung der einzelnen Körperteile
- Wahrnehmung des Atems (z. B. Atemzüge gedanklich zählen)
- Wahrnehmung von gegensätzlichen Empfindungen wie Wärme/Kälte, Schwere/Leichtigkeit sowie positiven und negativen Emotionen
- Beobachten des inneren Raums, Visualisierungen
- Wiederholung des persönlichen Vorsatzes (Sankalpa)
- Rückführung (Achtsamkeit wird wieder systematisch von innen nach außen gelenkt)

Pausen, Betonung und die einzelnen Übungen erfolgen nach einer konkreten Systematik, welche in speziellen Yoga Nidra Ausbildungen, z. B. an der Bihar School of Yoga oder deren internationalen Zweigstellen, weitergegeben wird. Wie bereits erwähnt, ist die Ansage oft eher schnell; auch die Visualisierungen erfolgen in schneller Abfolge und erzeugen so spontane Reaktionen des Geistes, die es zu beobachten gilt. Gleichzeitig wird der Geist geschult, mit voller Aufmerksamkeit bei einer Sache, einem Bild zu sein, ohne sich ablenken zu lassen.

In Amerika wurde Yoga Nidra von dem Psychologen Richard Miller (2005) unter dem Namen *iRest* weiter erforscht und bietet auf der Seite www.irest.us/research einen Überblick zu aktuellen Forschungsarbeiten. iRest wird in den USA außerdem von der Regierung gefördert, um Kriegsveteran:innen bei der Stressbewältigung zu unterstützen (Vantage Point, 2019). Forschungsarbeiten die im peer-review Verfahren veröffentlicht wurden, werden im nachfolgenden Abschnitt vorgestellt. Neben Entspannung können diverse psychologische Variablen wie z. B. Inspiration und Leistungsfähigkeit gefördert werden, was sich nach Satyananda (2009) in gewisser Form auch schon Napoleon oder Einstein zu Nutze machten. Es ist wichtig zu unterscheiden, nach welcher Schule Yoga Nidra angewendet und auch erforscht wird, denn verschiedene Lehrer:innen geben die Meditation auch in unterschiedlichen Formen weiter. Dies kann Einfluss auf die Wirkung haben und sollte genau beachtet werden; so ist der o.g. Ablauf nach Satyananda, auf den sich die vorliegende Studie bezieht, etwas anders als der Ablauf nach Miller, der sich zwar an der traditionellen Technik orientiert, sie jedoch abschnittsweise verändert hat. Schließlich gibt es eine weitere Methode von Yoga Nidra nach Rama (2019), die ebenfalls eine eigene Technik beinhaltet und unterschieden wird: Diese sogenannte Himalaya Tradition verzichtet auf das *Sankalpa* und damit dem Setzen einer persönlichen Intention;

dafür wird die Körperwahrnehmung verstärkt visualisiert. Yoga Nidra besteht hier meist aus der sogenannten 61 Punkte Entspannung, als Reise durch den Körper und einer folgenden Wahrnehmungsphase in Stille – ohne Vorgabe weiterer Wahrnehmungsübungen wie nach Satyananda. Der Fokus liegt nach Rama mehr auf dem bewussten Wahrnehmen der Traumebene, was sich auch auf den Begriff des luziden Träumens oder Klarträumen beziehen lässt. Gemeinsam ist allen Formen von Yoga Nidra die Ausrichtung auf Achtsamkeit in allen Bewusstseinszuständen, Ausdehnung der Wahrnehmung und nachhaltige Regeneration und Selbsterkenntnis, um schließlich den Geist auf eine positive Ausrichtung zu fokussieren. Yoga Nidra unterstützt und stärkt darüber hinaus maßgeblich andere meditative Techniken; es wird als wirkungsvolle Ergänzung bei psychischen Störungen angewendet und das im Kurz- als auch Langzeittherapeutischen Bereich: Angststörungen, Neurosen, Sucht, chronischer Schmerz, Depression als auch Selbstmordgefährdung können positiv durch Yoga Nidra beeinflusst werden (Satyananda, 2009). Bei einzelnen Störungsbildern gilt es jedoch zu beachten, dass Personen zu oft in die „heile Welt von Yoga Nidra" abtauchen wollen und sich dadurch von der realen Außenwelt abwenden könnten (Satyananda, 2009).

2.2.2 Wirkmechanismen

> Viele Menschen glauben immer noch, dass Yoga Nidra nur eine Entspannungsübung ist, und trotzdem wissen sie nicht einmal, was Entspannung bedeutet. Du bist müde also gehst du ins Bett und denkst, dass du dich entspannst. Aber bevor du nicht frei bist von körperlichen, gedanklichen und emotionalen Spannungen, bist du niemals entspannt. […] Durch Yoga Nidra werden diese dreifachen Spannungen entfernt. (Satyananda, 1980)

Yoga Nidra wird präventiv oder therapeutisch eingesetzt, jedoch gilt es zu berücksichtigen, dass die Meditation trotz dieser effektiven Möglichkeiten ursprünglich als Methode zur Erweiterung der Wahrnehmung und mit spirituellem Anspruch erdacht wurde. Selbstheilung ist dabei sozusagen ein willkommener Nebeneffekt. Malinowski (2019) formuliert es sogar so weit, dass es gar nicht das Ziel von Meditationen sei, Entspannung zu erreichen. Vielmehr gehe es um Selbsterkenntnis, wozu es entscheidend sei die Meditationspraxis auf ein konkretes Ziel auszurichten.

Nach Sedlmeier (2016, S. 123) ist Meditieren „eine systematische Methode, um sich selbst besser kennenzulernen, oder, pointiert ausgedrückt: Meditieren heißt, Wissenschaft zu betreiben". Wie aber funktioniert diese Wissenschaft tatsächlich, was geht über reine Entspannung hinaus und wie können die einzelnen

Wirkmechanismen erklärt werden? Yoga Nidra wird heutzutage häufig angewendet, um eine Vielzahl von psychosomatischen Stress-Symptomen zu lindern und bedient sich dabei einem „somatopsychischen" Ansatz (Satyananda, 2009), also von der Ansprache des Körpers zum Geist hin. Dem Neurologen Winter zufolge (zitiert nach Sweet, 2022), wirkt Yoga Nidra wie ein „powernap" und kann neben einer energetisierenden Wirkung auch die Neuroplastizität des Gehirns positiv beeinflussen. Wie jedoch die möglichen Effekte von Yoga Nidra zu erklären sind, wurde bisher nicht ausreichend untersucht. Tang et al. (2015) erklären diesen Mechanismus mit der verbesserten Fähigkeit zur Selbstregulation: Diese impliziert Aufmerksamkeitskontrolle, Emotionsregulation und Selbsterkenntnis. In Abbildung 2.3 wird dies aufgegriffen und das Modell für Achtsamkeitsmeditationen der deutschen Meditationsforscherin Britta Hölzel und ihren Kolleg:innen für Yoga Nidra erweitert (in Anlehnung an Sedlmeier, 2016, S. 155).

Der persönliche Vorsatz im Sinne einer Autosuggestion (Sankalpa) und eine mögliche spirituelle Komponente wurden im Modell ergänzt. Letztere wird in Bezug zur Selbstreflexion und werteorientierten Achtsamkeit gesetzt. Inwieweit diese spirituelle Ausrichtung Teil moderner achtsamkeitsbasierter Interventionen ist und was Achtsamkeit eigentlich bedeutet, wird im anschließenden Kapitel näher beleuchtet. Da Meditationen aus spirituellen Traditionen stammen und die Wirkung von Yoga Nidra vollständig dargestellt werden soll, wird dieser Aspekt im Modell aufgenommen. Kristeller (2010) weist darauf hin, dass in geführten Meditationen auch die Entwicklung eines sogenannten „spirituellen Selbst" kultiviert werden kann. Neben den direkten Verbindungen gibt es unter den einzelnen Teilbereichen des Modells auch indirekte und mittelbare Effekte. Aufmerksamkeitsregulation entsteht nach Hölzel et al. dadurch, dass die Aufmerksamkeit auf den gegenwärtigen Moment und die damit verbundenen Wahrnehmungen gelenkt wird. Hierbei wurde im Vergleich zum Originalmodell die Nennung der Achtsamkeit konkret ergänzt, da auch sie u. a. das Ziel hat, den gegenwärtigen Moment bewusst wahrzunehmen und dabei als Form der Aufmerksamkeitslenkung gilt (vgl. Hölzel, 2011).

Das Körperbewusstsein wird durch die entsprechenden sensorischen Übungen angesprochen. Konfrontation und Extinktion beziehen sich auf die Konfrontation mit Emotionen und mögliche Extinktion solcher durch die Meditation. Durch diesen Prozess können Emotionen entsprechend reguliert werden. Neubewertung hängt hier auch damit zusammen, dass Gefühle beobachtet, geprüft und Distanz zu ihnen aufgebaut werden kann. Über die andauernde Übung in achtsamem Beobachten von Körper, Gedanken und Gefühlen soll außerdem ein Perspektivenwechsel bzgl. der Selbstwahrnehmung erfolgen können. Dies

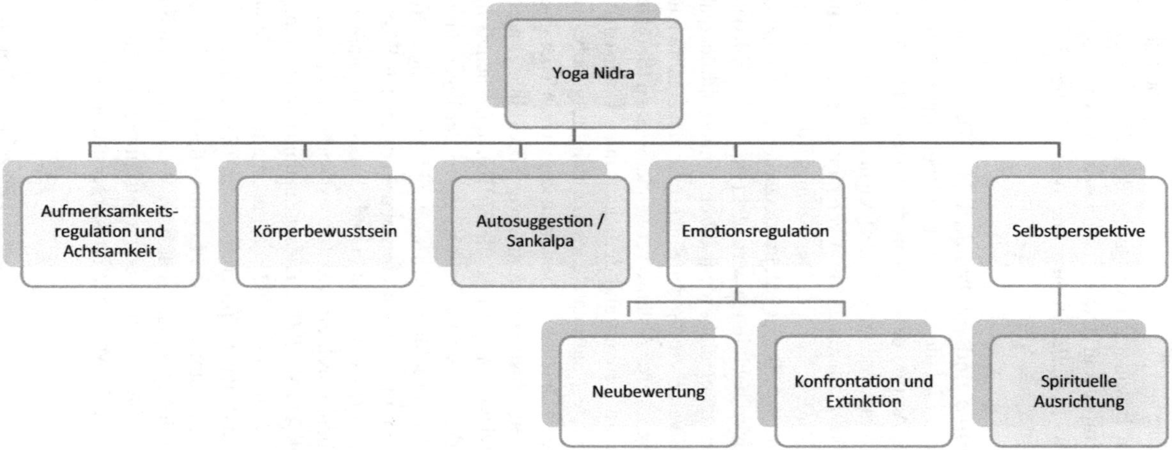

Abbildung 2.3 Wirkmodell von Yoga Nidra, ergänzt in Anlehnung an Dahl et al. (2015), Eberth (2016) und Hölzel et al. (2011); alle Quellen zitiert nach Sedlmeier (2016)

geschieht durch das Einnehmen einer Metaperspektive und dadurch einer eintretenden De-Automatisierung von Bewertungen über das eigene Selbst. Yoga Nidra lässt sich also mit seinen Besonderheiten gut in den Wirkbereich achtsamkeitsbasierter Meditationen einordnen. Diese möglichen Wirkmechanismen werden nachfolgend in Bezug auf aktuelle Studien und theoretischen Überlegungen zu Yoga Nidra näher erläutert.

Aufmerksamkeitsregulation und Achtsamkeit Die Aufmerksamkeit wird auf den gegenwärtigen Moment und die damit verbundenen Wahrnehmungen gelenkt, z. B. das Beobachten des Atems; dies hilft nach Hölzel et al. (2011), den Fokus während der Meditation immer wieder zu zentrieren und sich nicht ablenken zu lassen. Nach Satyananda (2009) können dadurch Verspannungen gelöst und Kontrolle über die Atemqualität gefördert werden. Der Atem wird bewusst beobachtet und vertieft, eine Technik dazu ist z. B. das Rückwärtszählen der Atemzüge.

Die Aufmerksamkeit wird nach innen gerichtet (vgl. *Pratyahara*) und der Geist dadurch aufnahmebereiter, da er nicht mehr durch Sinneseindrücke abgelenkt ist. Energie, die sonst für die Verarbeitung der Sinneseindrücke gebraucht wird, kann jetzt für die Wahrnehmung innerer Abläufe verwendet werden (Satyananda, 2009). Durch Lenkung der Aufmerksamkeit und dem achtsamen Üben von urteilsfreiem Beobachten kann unbewusstes, automatisches Handeln aufgehoben werden (vgl. De-Automatisierung in der Achtsamkeitsbasierten kognitiven Therapie). Dies zeigt sich unter anderem in einem Anstieg an kognitiver Flexibilität (Lao et al., 2016). Allerdings zeigt das Review von Lao et al. (2016), dass achtsamkeitsbasierte Interventionen unterschiedliche theoretische Ansätze verfolgen und es dadurch ungeklärte Fragen bzgl. der tatsächlichen Effekte gibt. Wenn die Aufmerksamkeit während der Meditation abnimmt, kann ein Pendeln zwischen Wachzustand und Schlafen eintreten, was zu einem entspannten und aufnahmebereiten Zustand führt, der, wie bereits beschrieben, durch ein vermehrtes Vorkommen von Alphawellen gekennzeichnet ist (Mandlik et al., 2002). Dieser Zustand kann helfen, grundlegend zu entspannen (di Fronso & Bertollo, 2021) als auch alte, unbewusste Prägungen (*Samskaras*) aufzulösen und neu zu programmieren (Satyananda, 2009). Dieses Erlernen neuer Informationen kann auch die Leistung des Gehirns im Allgemeinen positiv beeinflussen und die Neuroplastizität bzw. Veränderungsfähigkeit fördern. Aufmerksamkeitsregulation stünde dann auch in Zusammenhang mit einem besseren Schlaf, da Kontrolle über die Vorgänge im Körper erlangt werden kann (Sweet, 2022).

Körperbewusstsein Über die Wahrnehmung der einzelnen Körperteile im Liegen wird eine Grundentspannung im Körper und Gehirn hergestellt (vgl. Abb. 2.2).

Auch andere Sinneseindrücke werden fokussiert (Hölzel et al., 2011), was im Yoga durch den Begriff *Pratyahara* beschrieben wird. Durch diese erste, körperliche, Entspannung wird der Geist aufnahmefähiger, da körperliche Erregungszustände durch die Aktivierung des parasympathischen Nervensystems beruhigt werden (Jensen et al., 2012). Die Körperwahrnehmung wird gesteigert und stimuliert gleichzeitig das Gehirn (vgl. Abbildung 2.2). Hölzel et al. (2011, S. 92) weisen außerdem darauf hin, dass die gesteigerte Körperwahrnehmung mit hohen Werten der Facette der Achtsamkeit -Beobachten- zusammenhängt.

Autosuggestion/ Sankalpa Der Geist lernt durch Wiederholung der positiven Affirmation, neue Gewohnheiten und Muster zu entwickeln, was auch als reaktive Form der Selbstregulation betrachtet werden kann (Myga et al., 2022). Dabei wird versucht, einen bestehenden Wahrnehmungszustand in einen gewünschten Wahrnehmungszustand zu verändern oder zu überschreiben. Da der Geist besonders erfolgreich mit Bildern arbeitet, funktioniert der persönliche Vorsatz umso besser, je detaillierter er gedanklich vorgestellt wird. Dies kann außerdem die Willenskraft trainieren und das Ausrichten auf das eigene Potenzial fördern (Satyananda, 2009).

Emotionsregulation Hölzel et al. (2011) weisen darauf hin, dass Emotionsregulation über Konfrontation mit Emotionen und einer möglichen Extinktion solcher durch die Meditation möglich ist (vgl. auch Shapiro et al., 2006). Die Gefühle können beobachtet, geprüft und Distanz zu ihnen aufgebaut werden, wodurch eine Neubewertung der Emotion möglich wird. Dabei spielt die Facette der Achtsamkeit -Akzeptieren ohne Bewertung- eine wichtige Rolle (vgl. Hölzel et al., 2011, S. 92), was ein Annehmen von Gedanken und Gefühlen darstellt. Verstärkte Aktivität im Kortex und Kontrolle über das limbische System wurden durch Yoga Nidra nachgewiesen und führten zu einer stärkeren Selbstwahrnehmung und Herabsetzung der emotionalen Erregbarkeit (vgl. Tang et al., 2015; Wheeler et al., 2017). Dies zeigt sich auch in einer Verstärkung der Fähigkeit zur eigenen Handlungskontrolle (Lou et al., 1999; Satyananda, 2009). Durch die veränderte Wahrnehmung wird während Yoga Nidra verstärkt Dopamin freigesetzt, welches Antrieb und Motivation steigern kann (Kjaer et al., 2002; Lou et al., 2011). Außerdem kann Yoga Nidra zu einem Absinken der Cortisol-Werte führen (Borchardt et al., 2012).

Im Yoga bezeichnen die *Gunas* (Sanskrit: गुन „Eigenschaft“) die drei Wesenszustände *Sattva* (Sanskrit: सत्त्व „Klarheit“), *Rajas* (Sanskrit: रजस् „Energie, Aktivität“) und *Tamas* (Sanskrit: तमस् „Trägheit, Passivität“). Durch das regelmäßige Üben der Wahrnehmung von gegensätzlichen Empfindungen kann sich mehr *Sattva* und eine Harmonisierung von emotionaler Reaktivität, hin zu mehr Abstand von Gedanken und Gefühlen, einstellen (Sedlmeier, 2016). Dies hängt mit einem Anstieg der Facette der Achtsamkeit -Nichtreaktivität- zusammen (Hölzel et al., 2011, S. 92). Für den Zusammenhang von *Gunas* und Persönlichkeitsmerkmalen wird auf Abschnitt 2.5 verwiesen.

Selbstperspektive Hölzel et al. (2011) beschreiben dies als das Einnehmen einer Metaperspektive und eine dadurch eintretende De-Automatisierung von Bewertungen über das eigene Selbst. Durch das nicht wertende Beobachten kann bewusst die Perspektive gewechselt und kognitiv umstrukturiert werden. Wichtige Reaktionsmuster können erkannt und verändert werden: „Reperceiving is seen as a metamechanism that allows meditators to stand back and witness their own thoughts and experiences instead of being immersed in them“ (Sedlmeier et al., 2012, S. 1144). Dadurch kann auch die Identifikation mit Gedanken und Gefühlen dahingehend verändert werden, dass sie auftauchen und wahrgenommen werden aber nicht Überhand nehmen und den Geist kontrollieren (Ardelt & Grunwald, 2018; Michalak et al., 2012).

Shapiro et al. (2006, S. 378) ergänzen hierbei die Möglichkeit des Perspektivenwechsels, so dass ein Wechsel von Subjekt- zu Objektwahrnehmung möglich sei, der die Kapazität zur Wahrnehmung innerer Prozesse erhöhen kann. Sie weisen auch darauf hin, dass der genannte Perspektivenwechsel zu geistiger Klarheit durch die genannte Distanzierung führen kann, dies jedoch nicht mit Gleichgültigkeit im Sinne von Dissoziieren verwechselt werden sollte. Im Gegenteil würde der o.g. Perspektivenwechsel viel mehr zu einem größeren Erfahrungsspektrum -ohne automatischer Identifizierung damit- führen. Durch Yoga Nidra kann solch ein Perspektivenwechsel angeregt und durch eine bewusste Ausrichtung auf das Gegenteil angesprochen werden. Hierbei wird die gegensätzliche positive Emotion zu einem vorherrschenden negativen Rollenempfinden immer wieder bewusst aufgerufen und durch gedankliche Bilder bzw. mögliche Situationen – hin zur Distanzierung von der Rolle – verstärkt.

Spirituelle Ausrichtung In Ergänzung an das Modell von Hölzel et al. (2011) kann auch die spirituelle Orientierung eine wichtige Rolle spielen, um der Meditation einen größeren Bezugsrahmen zu geben. Spiritualität kann nach Kristeller (2010) als Mitgefühl oder auch Verbindung zu einem höheren Ideal verstanden werden und der Meditation so einen Zweck geben, der über die individuellen Ziele hinaus geht. Die Autorin vermutet dabei einen allgemein positiven Zusammenhang zwischen Spiritualität und Wohlbefinden. Wachholtz und Pargament (2005) konnten zeigen, dass Spiritualität die Effekte auf ein Absinken der Angst und einen Anstieg an positivem Affekt verstärkte. Leigh et al. (2005) zeigten einen negativen Zusammenhang zwischen Spiritualität und Alkoholismus als auch Rauchen.

In einem weiteren Rahmen könnte die spirituelle Ausrichtung auch so verstanden werden, dass ein Perspektivenwechsel dazu führen kann die eigenen Werte zu klären, um zu erkennen was wirklich bedeutungsvoll ist (Shapiro et al., 2006). Dies könnte den Autor:innen zufolge direkt in Zusammenhang mit hohen Werten auf der Achtsamkeits-Facette „mit Aufmerksamkeit handeln" stehen.

Abschließend sei noch einmal verdeutlicht, dass die ursprünglichen Zielsetzungen von Meditationstechniken im Osten und Westen unterschiedlich sein mögen, jedoch bewusst oder unbewusst auf allen Ebenen wirken können. Für die westlichen Meditierenden kann z. B. bewusstes Ziel sein, Ängste zu verringern oder die Leistungskraft zu steigern; es kann aber auch, quasi als unbewussten Nebeneffekt, spirituelle Aspekte in den Fokus rücken (Satyananda, 1980).

2.3 Meditationsbasierte Interventionen

In den folgenden Abschnitten werden aktuelle Studien aus der Meditations- und Achtsamkeitsforschung vorgestellt. Interventionen, die auf Meditationstechniken basieren, werden in der psychologischen Wissenschaft auch dem Ansatz der Positiven Psychologie zugeordnet. Maslow führte diesen Begriff 1954 ein und inspirierte dadurch nicht nur ein ganzes Forschungsfeld, sondern gab dem, bis dahin vorherrschenden, Bild der krankheitsorientierten, psychologischen Behandlung, ein ressourcenorientiertes Gegenüber. Fokus der Positiven Psychologie ist nach Seligman (1998, zitiert nach Baumgardner & Crothers, 2010, S. 3) „studying and promoting the best in human behavior". In den 1990er Jahren erhielt die Positive Psychologie noch einmal Aufschwung und wurde ein neues Leitbild für psychologische Interventionen. Große Bekanntheit erlangte sie schließlich durch die Sonderausgabe des American Psychologist (u. a. Seligman & Csikszentmihalyi, 2000) zur Jahrtausendwende und wurde dort als grundsätzliche Neuorientierung innerhalb der Psychologie beschrieben. Auch in der aktuellen Forschung zur Wirkung von Meditation liegt der Fokus auf dem menschlichen Potenzial und darauf dieses zu erweitern bzw. positiv zu verstärken (Shapiro et al., 2016).

Achtsamkeitsbasierte Interventionen Sogenannte Achtsamkeitsmeditationen sind in der heutigen Zeit in vielen Programmen zur Stressreduktion, Emotionsregulation oder Leistungssteigerung verankert (vgl. Goyal et al., 2014; Hülsheger et al., 2015; Shapiro, 2009), Forschungsarbeiten zum Thema steigen seit der Jahrtausendwende stetig an (Sedlmeier, 2016). Das Konzept der Achtsamkeit wird als wichtiges Kriterium der vorliegenden Arbeit unter Abschnitt 2.4.4 gesondert erklärt. Um Achtsamkeit in diesen unterschiedlichen Bereichen empirisch zu erfassen und abzugrenzen, gibt es diverse psychologische Messinstrumente. Diese unterscheiden sich nicht nur in der Erfassung von achtsamen (Bsp.: Freiburger Fragebogen zur Achtsamkeit, FFA, Walach et al., 2006) oder nicht-achtsamen (Bsp.: Mindful Attention Awareness Scale, MAAS, Brown & Ryan, 2003; deutsche Version von Michalak et al., 2008) Handlungen, sondern auch in ihrer eher neutralen oder „blumigen" Formulierungsweise (Neutrales Bsp.-Item aus dem FFA: „Ich betrachte Dinge aus mehreren Perspektiven"; „Blumiges" Bsp.-Item aus dem FFA: „Wenn ich merke, dass ich abwesend war, kehre ich sanft zur Erfahrung des Augenblicks zurück"). „Blumige" Items sind für Personen, die mit Achtsamkeit und Meditation wenig Berührungspunkte haben, weniger leicht verständlich (zB. Sauer, 2009). Dabei wird Achtsamkeit in der genannten Forschung meist als eher stabiles Konzept betrachtet (trait), zur Erfassung direkt nach Achtsamkeitsinterventionen kann es jedoch auch als aktueller Bewusstseinszustand (state) erfragt werden (Lau et al., 2006; zitiert nach Sauer, 2009, S. 27). Besonders bekannt wurde in den letzten Jahren die Achtsamkeits-basierte Stressbewältigung bzw. Mindfulness-Based Stress Reduction (MBSR), welche 1979 in den USA von Jon Kabat-Zinn entwickelt und in die klinische Psychologie integriert wurde (Kabat-Zinn, 2003; Mander & Blanck, 2018). Eine weitere bekannte Intervention ist die sogenannte Achtsamkeitsbasierte Kognitive Therapie bzw. Mindfulness Based Cognitive Therapy (MBCT), die auf Basis von MBSR und Verhaltenstherapie von Segal et al. (2002) für die klinische Behandlung, speziell bei Depression, entwickelt wurde. MBSR als auch MBCT basieren auf Gruppensitzungen und werden meist über acht Wochen und im Rahmen verschiedener Achtsamkeitsübungen durchgeführt. MBCT ergänzt diese durch weitere verhaltenstherapeutische Interventionen. Ein Baustein ist dabei die Abgrenzung von bewusstem Handeln und Handeln im „Autopilot-Modus" (vgl. Heidenreich & Michalak, 2013): Die Autoren beschreiben wann ein Handeln im Autopilot Modus sogar hilfreich sein kann und in welchen Situationen ein Unterbrechen automatischer Reaktionen essenziell ist, um z. B. den Moment bewusst zu erleben oder wichtige Entscheidungen zu treffen. Gleichzeitig betonen beide Verfahren die Wichtigkeit der Durchführung von Achtsamkeitsübungen, über die Gruppensitzungen hinaus in den Alltag, als integralen Bestandteil dieser Interventionen (z. B. Parsons et al., 2017). Die empirische Wirksamkeit beider Ansätze auf eine Reduktion von Stress und einen Anstieg an Wohlbefinden konnte bereits grundlegend für diverse klinische und nicht-klinische Stichproben bestätigt werden (z. B. Chiesa & Serretti, 2009; Galante et al., 2012; Grossmann et al., 2004; Kabat-Zinn, 2003; Khoo et al., 2019). Trotz der soliden empirischen Basis werden auch in aktuellen Studien immer wieder Stimmen laut, die darauf hinweisen, wie wichtig eine umfassende theoretische

Einbettung dieser Forschung, erfahrene Trainer:innen sowie der Einbezug aktiver Kontrollgruppen sind (vgl. Fjorback et al., 2011; Lao et al., 2016; Tang et al., 2015).

2.3.1 Aktuelle Studien zu Yoga Nidra

Um die potenziellen Effekte der Meditation empirisch greifbar zu machen, werden hier die aktuellsten Befunde zu Yoga Nidra in Reihenfolge des verwendeten empirischen Designs und mit Informationen zur Zielgruppe, den erhobenen Maßen und gefundenen Effekten präsentiert (Tabelle 2.2)[1]. Zunächst werden qualitative Studien, dann unkontrollierte Studien und Einzelfallstudien (UKV), nicht-randomisierte, kontrollierte Studien (NRKV), randomisierte Studien (RKV) und schließlich nicht-randomisierte sowie randomisierte Studien mit aktiver Kontrollgruppe (NRKV-AK, RKV-AK) dargestellt. Folgende Online-Suchdienste wurden verwendet: Katalog der Universität der Bundeswehr München, Bibliotheksverbund Bayern, APA PsycArticles, eBook Collection (EBSCOhost), MEDLINE, APA PsycInfo, PSYNDEX Literature. Von den 45 gefundenen Studien (Suchbegriff: Yoga Nidra oder „conscious yogic sleep", plus vorhandenes empirischen Untersuchungsdesign) bezogen sich nur 13 auf einen randomisierten Gruppenvergleich, davon nur fünf einschließlich aktiver Kontrollgruppe. Es besteht großer Bedarf an Studien mit Einbezug aktiver Kontrollgruppen und größeren Stichproben sowie einer klaren Darstellung der Effektgrößen. Eine weitere wichtige Einschränkung ist die fehlende Information zum Inhalt der Yoga Nidra Meditation. Wie im nachfolgenden Abschnitt nachzulesen ist, bezieht sich auch die vorliegende Studie auf eine spezielle Länge und Form von Yoga Nidra, die je nach Tradition inhaltlich variiert und auch durch die Durchführungsart entsprechend Einfluss auf die Wirkung haben kann. Um eine bessere Vergleichbarkeit zu gewährleisten, ist eine genaue Beschreibung des Ablaufs der Mediation essenziell. Dennoch geben die Studien einen wichtigen Überblick zu möglichen Wirkungen von Yoga Nidra für diverse Zielgruppen und auf unterschiedliche Maße des Wohlbefindens. Auch qualitative Studien und Einzelfallberichte bereichern die Grundlagen über die Wirkung von Yoga Nidra, wie z. B. auf chronische Schlafstörungen (Datta et al., 2017) oder PTBS (posttraumatische Belastungsstörung) bei Veteranen (z. B. Stankovic, 2011) sowie z. B. Frauen mit Missbrauchserfahrung (z. B. Pence et al., 2014).

[1] Alle Studien nach 2018 wurden der Vollständigkeit halber nachträglich in die Tabelle aufgenommen, beziehen sich aber nicht mehr auf das empirische Design der vorliegenden Arbeit.

Tabelle 2.2 Aktuelle empirische Befunde zur Wirksamkeit von Yoga Nidra

Studie	Studiendesign	Zielgruppe	Effekte für Yoga Nidra / Erhobene Maße	Effektgrößen
Stankovic (2011)	Qualitativ: 1x/ Woche YN (iRest) über 8 Wochen und Gespräch	11 männliche Kriegsveteranen mit PTBS	Rückgang von emotionaler Reaktivität, Wut, Angst; Anstieg in Entspannung, Achtsamkeit, Selbstwirksamkeit	k. A.
Lou et al. (1999)	UKV: 1 Tag YN, 8 PET Scans	9 erfahrene Yogalehrer:innen	Zerebrale Aktivität	k. A.
Bhushan und Sinha (2001)	UKV: 15 Tage YN	27 Studierende der Bihar School of Yoga	Abnahme von Angst und Feindseligkeit (STAI; bei hohen Pretest-Werten)	k. A.
Kjaer, et al. (2002)	UKV: 2 Tage YN, 4 PET Scans	8 erfahrene Yogalehrer:innen	Dopaminanstieg	65 % Anstieg Dopamin
Mandlik et al. (2002)	UKV: 30 Tage YN, EEG	20 Personen	Zunahme von Alphawellen	k. A.
Sharma et al. (2005; nach Dwivedi & Singh, 2016)	UKV: YN, keine weiteren Angaben	Bogenschützen (k. A. zur Anzahl)	Rückgang von Stress, Anstieg der Leistung	k. A.
Engel et al. (2007)	UKV: 18 × YN in 9 Wochen plus CD	7 Personen des Militärpersonals mit PTBS	Trend Richtung Abnahme PTBS (PCL)	k. A.
Hardy (2009), nach Bhogaonker (2012)	UKV: 24 × YN	11 Senior:innen	Keine signifikanten Veränderungen bzgl. Herzrate	k. A.
Kumar & Joshi (2009)	UKV:40 Tage YN plus Atemübung	40 Studierende	Zunahme von Alphawellen (EEG); Reduktion Hautleitwert	k. A.

(Fortsetzung)

Tabelle 2.2 (Fortsetzung)

Studie	Studiendesign	Zielgruppe	Effekte für Yoga Nidra / Erhobene Maße	Effektgrößen
Pritchard et al. (2010)	UKV: 6 × YN (iRest) in 6 Wochen	16 MS- und Krebspatient:innen	Rückgang von Stresswerten (PSS)	k. A.
Birdsall et al. (2011)	UKV: 6 × YN (iRest)	22 Schulberater:innen	Rückgang von Stress und Müdigkeit (PSS, POMS)	k. A.
Eastman-Mueller et al. (2013)	UKV: 8 × YN (iRest) plus Gespräch	66 Studierende	Rückgang von Stress, Sorgen, Depression; Anstieg von Achtsamkeit (PSS; BDI; PSWQ; FFMQ)	klein bis mittel
Pence et al. (2014)	UKV: 19 × YN (iRest) in 10 Wochen	10 Frauen mit sexueller Traumaerfahrung	Rückgang bei PTBS, Schuldgefühl, Depression (BSI; PTCI; PCL)	klein bis mittel
Shearin et al. (2014)	UKV: 8 × YN in 5 Wochen	2 Personen mit Gewalterfahrung in der Partnerschaft und/oder Stalking	Rückgang PTBS; Anstieg Resilienz (PCL, CD-RISC, MQ, DASS, PSS, Interviews)	k. A.
Anderson et al. (2017)	UKV: 6x/Woche YN	9 Krankenschwestern	Reduktion von Stress und Muskelkater	k. A.
Datta et al. (2017)	UKV: 4 Wochen YN	2 Personen mit chronischen Schlafstörungen	Steigerung der Schlafqualität, Reduktion von Schlaflosigkeit, Depression, Angst, Stress	k. A.
Köksoy et al. (2018)	UKV: Yoga inkl. YN über 3 Monate	12 Tinnitus Patient:innen	Rückgang von Stress (SSS) und der Wahrnehmung von Einschränkung sowie Schwere des Tinnitus	mittel bis groß

(Fortsetzung)

Tabelle 2.2 (Fortsetzung)

Studie	Studiendesign	Zielgruppe	Effekte für Yoga Nidra / Erhobene Maße	Effektgrößen
Vaishnav et al. (2018)	UKV: 3 Tage / Woche YN, über einen Monat	36 Schüler:innen	Anstieg an „Happiness", Lebensqualität, Wohlbefinden; Absinken von Stress	k. A.
Bhardwaj et al. (2022)	UKV: 20 Min YN über 9 Tage	1 junger Patient mit Post-Covid Symptomen	Weniger Sauerstoffbedarf, höhere Sauerstoffsättigung, niedrigerer Puls	k. A.
Gulia & Sreefharan (2022)	UKV: 24 Wochen YN	1 ältere Frau nach der Menopause	Höherer positiver Affekt, besserer Schlaf, Reduktion BMI	k. A.
Singh et al. (2022)	UKV: 15 Min. YN (iRest) über 6 Wochen online	14 Hausfrauen während COVID-19 Pandemie	Rückgang von Depression, Angst und Stress (DASS-21)	k. A.
Kumar (2008, 2010)	NRKV: 6x/Woche YN in 6 Monaten	110 Yoga Studierende (80 in EG, 30 in KG)	Rückgang von Stress und Angst (Eight State Questionnaire)	k. A.
Bhogaonker (2012)	NRKV: 1x/Woche YN (iRest) und Gespräch in 4 Wochen	196 Obdachlose (117 in EG, 79 in KG)	bessere Werte auf allen Skalen bis auf positiven Affekt (PSS; PANAS; Symptom Questionnaire, QOLS)	klein bis mittel
Deepa et al. (2012)	NRKV: 45 Min. YN/Tag über 3 Monate	30 Patient:innen mit Bluthochdruck: 15 in EG (Medikamente + YN), 15 in KG (nur Medikamente)	Stärkeres Absinken für EG	k. A.

(Fortsetzung)

Tabelle 2.2 (Fortsetzung)

Studie	Studiendesign	Zielgruppe	Effekte für Yoga Nidra / Erhobene Maße	Effektgrößen
Jensen et al. (2012)	NRKV: 13 Wochen YN	10 Jungen mit Verhaltensauffälligkeiten (7 in EG, 3 in KG)	Stabilere Atmung	k. A.
Varma & Khan (2018)	NRKV: 10 Tage Yoga inkl. YN	30 Angina Pectoris Patient:innen im Wechsel EG und KG (keine weiteren Angaben zur Verteilung)	Rückgang von Angst (STAI-Y), bessere Wahrnehmung von Stress und negativen Gedankenmustern (HUS), gesteigerte Aufmerksamkeitskontrolle	k. A.
Dol (2019)	NRKV: 2x/Woche YN, über 8 Wochen	20 Studierende YN, 20 KG	Absinken an Stress (VAS) und Anstieg an Selbstbewusstsein (RSS)	k. A.
Ozdemir & Saritas (2019)	NRKV: 3 Tage / Woche über 4 Wochen mit je 30 Min. YN	110 Patient:innen mit Verbrennungen (jeweils 55 in EG und KG)	Gesteigertes Selbstbewusstsein (RSS) und körperliches Selbstbild (BIS)	k. A.
Dwivedi (2021)	NRKV: 1 Monat YN	200 Personen verteilt auf EG und KG	Absinken von Stress durch YN	k. A.
Deuskar (2008)	RKV: 30 × YN innerhalb 6 Monate	101 Studierende (Aufteilung in EG/KG k. A. zur Anzahl)	Rückgang von Prüfungsangst im Bereich Emotionalität aber nicht im Bereich Sorgen	k. A.
Amita et al. (2009)	RKV: 3 Monate täglich YN	41 Diabetes Patient:innen (20 in EG, 21 KG: nur Medikamente)	Veränderungen von: Blutwerten, Schwitzen, Schlaf, Stress, Herzrasen, Kopfschmerzen	k. A.

(Fortsetzung)

Tabelle 2.2 (Fortsetzung)

Studie	Studiendesign	Zielgruppe	Effekte für Yoga Nidra / Erhobene Maße	Effektgrößen
Deuskar (2011)	RKV: 30 × YN in 1.5 Monaten	95 berufstätige Mütter mit niedrigem Einkommen (42 in EG, 53 in KG)	Rückgang v. physiologischen + psychologischen Stresswerten (SSSI, Blutdruck und -zucker, Hämoglobin)	klein bis groß
Rani et al. (2011, 2013)	RKV: 5x/Woche YN in 6 Monaten	150 Frauen mit Menstruationsstörungen (je 75 in EG: Medikation plus YN und KG: nur Medikation)	Rückgang v. Schmerz, Angst, Depression; Anstieg für Wohlbefinden, allg. Gesundheit (PGWI, 2011); Hormoneller Ausgleich (Hormonprofil, 2013)	k. A.
Nassif et al. (2014)	RKV: 8 Wochen YN (iRest)	9 Veteranen mit chronischen Schmerzen (4 in EG, 5 in KG)	Rückgang der Schmerzintensität (VAS, DVPRS, PGIC)	k. A.
Barbuto (2017)	RKV: 4 × YN (iRest) in 4 Wochen plus CD	60 Arbeitnehmer:innen (je 30 in EG und KG)	Rückgang von Stress (PSS, Tagebuch)	k. A.
Ganpat (2020)	RKV: 3 Wochen YN	60 Studierende (30 mit YN, 30 ohne)	Anstieg Emotionale Intelligenz	k. A.
Moszeik (2016); Moszeik et al. (2020)	RKV: 30 Tage YN	771 Personen (341 in EG, 430 in WKG)	Rückgang von Stress, negativem Affekt, Anstieg von Wohlbefinden, positivem Affekt, Achtsamkeit, Schlafqualität	klein
Manik & Gartia (2016)	NRKV-AK: 4 Wochen YN	120 Personen (60 YN, 60 Atemübungen)	Reduktion Bluthochdruck, Puls, Atemfrequenz, BMI und Angst (HARS) für YN	k. A.

(Fortsetzung)

Tabelle 2.2 (Fortsetzung)

Studie	Studiendesign	Zielgruppe	Effekte für Yoga Nidra / Erhobene Maße	Effektgrößen
Wheeler et al. (2018)	NRKV-AK: 1–11 × YN innerhalb 8–12 Wochen	63 Veteranen (28 in EG, 35 in AKG mit Akupunktur)	Rückgang von Stress größer (PSS-10) für YN	k. A.
Li et al. (2019)	NRKV-AK: YN während Darmspiegelung.	144 Patient:innen auf 3 Gruppen verteilt (YN, Musik, kein treatment)	Weniger Schmerz und höhere Zufriedenheit für Musik und YN (YN etwas mehr), kein Unterschied bzgl. Blutdruck	k. A.
Borchardt et al. (2012)	RKV-AK: 1x/ Woche YN über 1 Monat	75 weibliche Studierende (je 25 in YN EG, Progressive Relaxation AKG, Hörbuch AKG)	größter Rückgang von Cortisol und größter Anstieg des positiven Affekts (Cortisol, PANAS) für YN	k. A.
Markil et al. (2012)	RKV-AK: 1xYN	20 Studierende (EG: Yoga + YN, AKG: nur Yoga)	Effekt auf Herzrate auch ohne Yoga	k. A.
Gutman et al. (2016)	RKV-AK: 14 Tage YN (iRest)	29 Personen mit Schlafproblemen (9 in EG, 10 in Dreampad Pillow AKG, 10 in Schlafhygiene AKG)	Längere Schlafdauer für YN; weniger Aufwachen für AKG; ansonsten keine Unterschiede (GSDS, PSQI, Schlafmessgerät, Schlaftagebuch)	mittel bis groß

(Fortsetzung)

Tabelle 2.2 (Fortsetzung)

Studie	Studiendesign	Zielgruppe	Effekte für Yoga Nidra / Erhobene Maße	Effektgrößen
Immink (2016)	RKV-AK: 30 Min. YN	12 Bewohner:innen eines Yoga Centers mit langjähriger Meditationserfahrung (AKG: leichte Arbeiten)	Gesteigerte kognitive Leistung (Erinnerung)	groß
Wahbeh & Nelson (2019)	RKV-AK: 6 Wochen mit YN (iRest)	29 ältere Erwachsene mit depressiven Symptomen (15 in EG: YN, 14 in AKG: Musik)	Stärkerer Rückgang von Schlafstörungen für YN	k. A.

Anmerkungen. YN = Yoga Nidra; EG = Experimentalgruppe, KG = Kontrollgruppe; UKV = unkontrollierter Versuch; NRKV = nicht randomisierter, kontrollierter Versuch; RKV = randomisierter Versuch; RKV-AK = randomisierter Versuch mit aktiver Kontrollgruppe; PET = Positronen-Emissions-Tomographie; EEG = Elektroenzephalografie, PCL = The Posttraumatic Stress Disorder Checklist; PTBS = Posttraumatische Belastungsstörung; PGWI = Psychological General Wellbeing Index; MS = Multiple Sklerose; QOLS = The Quality of Life Scale; PSWQ = Penn State Worry Questionnaire; BMI = body mass index; STAI = Stait-Trait Anxiety Inventory; PSS = Perceived Stress Scale; BDI = Beck Depression Inventory; POMS = Profile of Mood States; SSSI = Smith Stress Symptoms Inventory; FFMQ = The Five Facet Mindfulness Questionnaire; CD-RISC = Connor Davidson Resiliency Scale; MQ = Mindfulness Questionnaire; DASS = Depression Anxiety Stress Scale; VAS = Visual Analog Scale; DVPRS = Defense and Veterans Pain Rating Scale; PGIC = Patient Global Impression of Change; GSDS = General Sleep Disturbance Scale; SSS = stress symptom scale; RSS = Rosenberg Self-Esteem Scale; BIS = Body Image Scale; HARS = Hamilton anxiety rating scale; VAS = visual analog scale for life stress intensity level; STAI-Y = State and Trait Inventory-Y; HUS = Hassle and Uplifts scale;

Von den 16 Studien mit randomisierten bzw. nicht-randomisierten, aber kontrollierten (quasi-experimentellen) Designs konnten fünf ein Absinken von Stress, vier eine Reduktion von Schmerzempfinden und jeweils vier eine Reduktion von Angst und Schlafstörungen sowie einen Anstieg an positivem Affekt durch Yoga Nidra feststellen. Weiterhin zeigten sich bei drei Studien Effekte auf Blutdruck und Herzfrequenz. Einzelne Tendenzen gab es außerdem für den Rückgang von Depression und Cortisol, sowie für den Anstieg von Zufriedenheit, emotionaler Intelligenz, kognitiver Erinnerungsleistung und Achtsamkeit.

Die Wirkung von Yoga Nidra im Vergleich zu aktiven Kontrollgruppen weist darauf hin, dass Yoga Nidra im Vergleich zu progressiver Muskelrelaxation und dem Hören von Hörbüchern einen größeren Anstieg des positiven Affekts und eine größere Reduktion von Cortisol zeigt, diese Veränderungen jedoch durch die fehlende Angabe von Effektgrößen nicht genau eingeordnet werden können (Borchardt et al., 2012). Im Vergleich zu Akupunktur ist der Rückgang von Stress größer (Wheeler et al.,2018), im Vergleich zu körperlichem Yoga konnte gezeigt werden, dass reines Üben von Yoga Nidra die Herzrate ebenso günstig beeinflusst (Markil et al., 2012). Gegenüber Atemübungen schnitt Yoga Nidra besser ab, was eine Reduktion von Bluthochdruck, BMI (body mass index) und Angst sowie eine Entspannung von Puls und Atemfrequenz betrifft (Manik & Gartia, 2016). Weiter zeigte ein Vergleich zu leichten körperlichen Arbeiten einen Anstieg für Erinnerungsleistungen in der Yoga Nidra Gruppe (Immink, 2016). In einer Schlafhygiene Studie konnte Yoga Nidra besonders die Schlafdauer positiv beeinflussen (Gutman et al., 2016). Schließlich zeigten Li et al. (2019) in einer aktuellen Studie, dass Yoga Nidra im Vergleich zu einer Musikintervention ähnlich gute Effekte auf Schmerzreduktion und einen Anstieg an Zufriedenheit zeigte, auch wenn die Yoga Nidra Gruppe noch etwas besser abschnitt. Die Befundlage ist aktuell jedoch recht dünn, besonders was die konkreten Inhalte der Intervention im Vergleich zu konkreten anderen Kontrollgruppen betrifft. Gut zu erkennen ist, dass besonders Studien mit größeren Stichproben eher kleine bis mittlere Effekte aufweisen und große Effekte eher in kleinen Gruppen vorkamen. Zur Wichtigkeit kleiner Effekte und der Interpretation solcher Effektgrößen generell sei auf die Arbeit von Funder und Ozer (2019) hingewiesen. Die Autoren weisen darauf hin, dass kleine Effekte nicht automatisch schlechter sind als vermeintlich große Effekte, sondern es vielmehr möglichst große Stichproben und einen bedeutsamen Kontext für die Interpretation der Effekte geben sollte: Was bedeuten kleine, mittlere oder große Effekte – im Vergleich zu was? Und was ist der Zweck dieser kleinen, mittleren oder großen Effekte? Auf Basis der vorangegangenen Studien und Erkenntnisse werden in der vorliegenden Arbeit Ergebnisse repliziert, methodische Ansätze erweitert und neue Fragestellungen untersucht.

2.4 Untersuchte Kriterien

Im Theorieteil dieser Arbeit wurde bereits auf die unterschiedliche Definition von Leid und Freude in östlichen und westlichen Kulturen eingegangen und die damit verbundene mögliche Ausrichtung meditationsbasierter Interventionen herausgestellt. Die vorliegende Studie erhebt im deutschsprachigen Raum und bezieht sich auf das vorherrschende westliche Streben nach Stressreduktion und einer Steigerung von Wohlbefinden und Schlafqualität. Außerdem wird Bezug zu einer vorherigen Studie der Autorin (Moszeik, 2016) genommen und die dort untersuchten Variablen weiter differenziert. Stress, Schlaf und Wohlbefinden können als Gruppe wichtiger Variablen erfasst werden, die signifikant zusammenhängen (vgl. Ergebnisteil, Tabelle 4.1): Wo z. B. ein Zuviel an Stress ist, ist weniger Wohlbefinden in den verschiedensten Ausprägungen, seien es weniger positive Emotionen oder mehr Angst, Sorgen und Schlafstörungen. Ziel der Meditation ist es, einen Ausgleich zu finden und dabei ein Grundmaß an Wohlbefinden zu etablieren. Das finale Kriterium der Meditation, die Steigerung von Achtsamkeit, wird in der vorliegenden Arbeit in verschiedenen Facetten erfasst. Eine Stresssituation kann durch Achtsamkeit zunächst wahrgenommen und nicht direkt auf sie reagiert werden. Achtsamkeit und innere Ruhe sind schließlich entscheidend, um bewusste Entscheidungen zu treffen (vgl. Abschnitt 2.2.2).

2.4.1 Stress

„Die Sucht, immer mehr Dinge zu erwerben, führt nur zu immer mehr Stress. Wenn man gestresst ist, wird Energie verschwendet, und eine Verschwendung von Energie führt zu vorzeitiger Alterung und verminderter Lebensqualität" (També, 2016, S. 89). Vielleicht ist Stress heutzutage das am meisten beforschte Negativphänomen des Wohlbefindens: Stressmanagement, Präventionskurse, Betriebliches Gesundheitsmanagement mit dem Fokus Stress oder die diversen Alltagsmaßnahmen Einzelner, um Stress zu reduzieren, nehmen immer mehr Raum ein. Der moderne Mensch leidet an einer Vielzahl von stressbedingten Krankheiten und Beschwerden, die teilweise alarmierende Ausmaße annehmen. So leidet jede/r 3. Deutsche unter Dauerstress, 8 von 10 Personen empfinden ihr Leben als stressbelastet (Hapke et al., 2013). Im aktuellen Stressreport der Bundesanstalt für Arbeitsschutz und Arbeitsmedizin (BAuA, 2020, S. 163 f.) kann außerdem verfolgt werden, dass Anforderungen und dadurch empfundene Belastungen in den letzten Jahren noch weiter angestiegen sind. Stress (Lateinischer Ursprung = *stringere*: anspannen) bezeichnet dabei zunächst eine physische sowie psychische Aktivierungsreaktion des Organismus auf einen oder mehrere Reize (Lazarus & Launier, 1981). Weiter kann unterschieden werden, ob Stress als Input (Reizorientierte Modelle, Ursachen von Stress), Output (Reaktionsorientierte Modelle) oder Transaktion (Bewertung und Bewältigung) betrachtet wird (z. B. Lazarus, 1994).

Stress als Input und Output Ursachen von Stress (Input) können Alltagsbelastungen, kritische Lebensereignisse und chronische Stressoren sein. Wie auf diese anschließend reagiert wird (Output), beschreibt Selye (1981) mit dem allgemeinen Adaptionssyndrom (General Adaptation Syndrome): In der Alarmphase wird das sympathische Nervensystem und der Kampf-oder-Flucht-Reflex aktiviert, danach folgt das Widerstandsstadium, in welcher die Anspannung aufrechterhalten und Cortisol ausgeschüttet wird. Schließlich folgt in der Erschöpfungsphase ein Absinken der bereitgestellten Energie und es können chronische Folgen von Stress eintreten, wenn dieser dauerhaft bestehen bleibt. Ob die Anspannung generell als angenehm oder unangenehm empfunden wird, hängt vom Verhältnis von Anforderung und Bewältigungsmöglichkeit ab (Lazarus & Folkman, 2008). „Stress without Distress" bezeichnet nach Selye (1981) „wie man seine persönlichen Reaktionen gestalten kann, um den mit Erfolg und Erfüllung verbundenen Eustreß [sic] voll zu genießen, ohne unter dem Distreß [sic] zu leiden, der gewöhnlich durch frustrierende Auseinandersetzungen und sinnloses aggressives Verhalten gegen seine Umwelt entsteht" (S. 184). Aktuelle Entwicklungen deuten jedoch darauf hin, dass die heutzutage vorliegenden Anforderungen und Bewältigungsmöglichkeiten oft nicht ausgewogen sind, Strategien im Umgang mit Stress fehlen und das Wohlbefinden bzw. die Gesundheit im Allgemeinen gefährdet sein kann (vgl. BAuA, 2020; Selye, 1981).

Stress als Transaktion Stress als transaktionaler Prozess aus Bewertung und Bewältigung des Stressors wird von Lazarus (1994) näher beschrieben: zunächst wird der Reiz als positiv, neutral oder stresshaft interpretiert (primäre Bewertung), wobei stresshaft weiter unterteilt werden kann in die Kategorien Schaden, Bedrohung oder Herausforderung. Falls die Bewertung als stresshaft erfolgt, wird in der zweiten Stufe geprüft, ob die nötigen Ressourcen zur Bewältigung bestehen (sekundäre Bewertung) und diese ggf. aktiviert. Hierbei sind in kontrollierbaren Situationen aktive Prozesse möglich (problemorientiert), die z. B. eine Mobilisierung von Unterstützung oder eigene Kontrollversuche beinhalten, sowie solche Prozesse die in nicht kontrollierbaren Situationen ein Regulieren von Emotionen durch Ablenken und Vermeiden kennzeichnen (emotionsorientiert). Schließlich folgt eine Neubewertung, welche den Bewältigungserfolg als auch die primäre Bewertung des ursprünglichen Reizes beinhaltet. Neben der Kontrollierbarkeit der

Situation spielen auch Eigenschaften der Person selbst eine wichtige Rolle und beziehen sich dabei auf das eigene Selbst-Konzept, Werte, Ziele und Überzeugungen (Lazarus, 1994). In Bezug auf Entspannungstechniken wirken diese hierbei besonders auf der reaktionsorientierten Ebene, da hier das Nervensystem direkt reguliert und der Parasympathikus aktiviert werden kann (vgl. auch Pracht, 2014).

Stress in der Yoga-Philosophie Nach Satyananda (2003) ist innerer Frieden die Voraussetzung für äußeren Frieden und übermäßiger Stress von Einzelnen habe auch einen negativen Einfluss auf Viele. In Anlehnung an die in Abschnitt 2.1 genannten *Yamas* und *Niyamas* wird hier das Zusammenspiel von Individuum und Umfeld deutlich. Dabei ist ein Zuviel an Stress im Yoga auch dargestellt als eine Überlastung der Sinnesorgane und eine ständige Überforderung des Nervensystems (vgl. *Pratyahara*). Zu viele Eindrücke von außen haben zu wenig Ruhe im Inneren zur Folge: Dies zeigt sich auch in einer gesteigerten Identifikation mit dem Körper, anderen materiellen Faktoren und Rollen aber fehlender Achtsamkeit für tieferliegende Bedürfnisse.

Stress auf biologischer Ebene Auf biologischer Ebene kann Stress über verschiedene Parameter erfasst werden die mehr oder weniger direkt in Verbindung mit einer Intervention erhoben werden können: z. B. Herzratenvariabilität (HRV; messbar über EKG aber auch z. B. vermehrt über Smartwatches; zB. Markil et al., 2012; Parker et al., 2020), Hautleitfähigkeit bzw. -widerstand (Biofeedback-Techniken; z. B. Kumar & Joshi, 2009), Blutdruck (z. B. Deepa et al., 2012; Manik & Gartia, 2016) oder Cortisol-Ausschüttung (messbar im Blut, Urin, Speichel oder in den Haaren; vgl. Engert et al., 2018; Pretscher et al., 2021). In der vorliegenden Studie wird die körperliche Stressreaktion, aufgrund der Anwendbarkeit im Online-Setting als auch der anschließenden Auswertungsmöglichkeit im Labor, mittels Speichel-Cortisol-Analysen erhoben und im Folgenden näher erklärt. Neben der subjektiven Selbsteinschätzung von Stress wird Speichel-Cortisol als biologischer Stressmarker erhoben und die mögliche Veränderung im Verlauf der Intervention verglichen. In bisherigen Studien über die Wirksamkeit von Achtsamkeit bzw. Meditation auf Cortisol waren die Ergebnisse vielversprechend, die Stichproben jedoch nicht hinreichend groß oder es fehlte an aktiven Kontrollgruppen (Brand et al., 2011; Mehrsafar et al., 2019; Nedeljkovic et al., 2012; Singer & Engert, 2019). Die Forschergruppe um Prof. Singer widmet sich außerdem innerhalb eines sehr umfangreichen Projekts (*ReSource*) der Erfassung verschiedener Stressreaktionen innerhalb unterschiedlicher Achtsamkeitsinterventionen und berücksichtigt dabei insbesondere stressreaktive Cortisolspiegel (Linz et al., 2022).

Cortisol Das Hormon Cortisol ist, wie bereits erwähnt, ein wichtiger Marker für den Aktivierungszustand und das Stresslevel des Körpers (Selye, 1981). Zunächst wird in einer Stresssituation das sympathische Nervensystem aktiviert, um effektiv auf den Stressor reagieren zu können. Dies entspricht der Aktivierung der neuronalen Stressachse und führt über das sympathische Nervensystem zu einer Aktivierung der Nebenniere und einer Bereitstellung der Hormone Noradrenalin und Adrenalin (vgl. Pruessner et al., 1997). Dadurch wird der Körper in eine direkte Grundspannung versetzt (z. B. schnellerer Herzschlag, Anstieg Blutdruck und Atemfrequenz). Bei einer akuten Stressreaktion ist außerdem Cortisol das Endprodukt der zweiten Stressachse, der sogenannten Hypothalamus-Hypophysen-Nebennierenrinden-Achse (HHNA-Achse; englische Bezeichnung: HPA-Achse; vgl. Pretscher et al., 2021). Die Aktivierung beider Stressachsen verbessert zunächst die Hirnfunktionen und ermöglicht schnelle Reaktionen sowie Gedächtnisleistungen. Durch die Ausschüttung von Cortisol wird die Aktivierung so lange aufrechterhalten bis entweder der Stressor fort oder die Energie des Systems erschöpft ist. Dabei ist Cortisol zunächst eigentlich ein *Anti-Stress-Hormon*, da es den Körper vor negativen Folgen von Stress schützen kann. Selye wies 1981 bereits auf das Potenzial von Meditation hin, welches sich in einer Aktivierung des parasympathischen Nervensystems zeigt und so auch eine angemessene Cortisol-Ausschüttung positiv beeinflusst. Kann sich der Organismus jedoch nicht weiter an den Stress anpassen und steigt der Cortisolspiegel über die Normgrenzen, wird chronischer Stress mit möglicherweise gesundheitlichen Schäden die Folge sein. Kirschbaum (1991, zitiert nach Kudielka, 2004) verweist auf die folgenden mittleren Speichelcortisolspiegel im Tagesverlauf (nmol/l = nanomol pro Liter):

7–9 Uhr	14.32 +/− 9.1 nmol/l
15–17 Uhr	4.50 +/− 3.5 nmol/l
20–22 Uhr	1.96 +/− 1.7 nmol/l

Cortisol awakening response (CAR) Sogenannte Tagesprofile der Cortisol-Ausschüttung können robuste Einschätzungen zur hormonellen Aktivierung liefern und zeigen bei gesunden Menschen ähnliche Verläufe: Direkt nach dem Aufwachen steigt das Cortisol an, bis es ca. 30–45 Minuten später den höchsten Tageswert erreicht. Diese beiden Werte werden zur sogenannten Aufwachreaktion bzw. Cortisol awakening response zusammengefasst und sind über einige Wochen bzw. Monate betrachtet relativ robust (Pruessner et al., 1999). Außerdem weisen Pruessner et al. (1999) darauf hin, dass zwischen einem starken Anstieg an Cortisol morgens und einer hohen Stressbelastung ein relevanter Zusammenhang besteht.

Cortisol flattening Zwischen 8 und 12 Uhr morgens sind Werte zwischen 5–23 nmol/l üblich (vgl. Pruessner et al., 1997); diese sollten im Tagesverlauf abnehmen und am späten Abend ihren niedrigsten Stand erreichen; dies wird auch Cortisol Tagesabflachung bzw. diurnal flattening oder slope genannt (vgl. Pretscher et al., 2021; Pruessner et al., 1999). Weniger steile Tagesabflachungen werden in der Literatur mit niedrigerem Wohlbefinden in Verbindung gebracht (Pretscher et al., 2021). Außerdem ist die Fähigkeit abends zu entspannen auch mit einer erfolgreichen Stressregulation verbunden (Parker et al., 2020). Bei einer akuten Stressreaktion steigt der Cortisol-Wert normalerweise an; dies ist nicht der Fall bei sogenannten Non-Respondern, hier wird der Wert durch Medikamenteneinnahme oder Erkrankungen beeinflusst. Der Verlauf des Tagesprofils ändert sich also, wenn akute Stressereignisse eintreten. Infolgedessen entstehen Schwankungen der Werte unmittelbar nach dem Stressereignis.

Die bisherigen Befunde zeigen, dass durch Achtsamkeit bzw. meditationsbasierte Interventionen die Cortisol-Ausschüttung generell harmonisiert bzw. letztendlich gesenkt werden kann. Ein Absinken an Cortisol ist dabei nicht pauschal als besser zu bezeichnen, da Cortisol auch hilfreich und wichtig zur Aktivierung am Morgen ist. Deshalb wird ein möglichst harmonischer Tagesverlauf mit ausreichendem Anstieg am Morgen und Absinken zum Abend hin als ausgeglichen angenommen. Eine detaillierte Betrachtung der sogenannten Aufwachreaktion und Tagesabflachung sowie die Wirkung der Meditation auf eben diese Verläufe wird in der vorliegenden Arbeit im Methodenteil näher beleuchtet. Engert et al. (2018) zeigen auch einen Überblick zur Erfassung von stressbezogenen Konstrukten und ihrer Einordnung als state- bzw. trait-Variablen. Speichel-Cortisol wird dabei im Vergleich zu Haar-Cortisol als state-Variable eingeordnet, weshalb es für den Vergleich vor und nach Interventionen wichtig ist, eine ausreichend große Menge an Speichelproben zu erfassen.

2.4.2 Wohlbefinden

„Wir alle wünschen uns Glück auf allen Ebenen, nämlich Körper, Geist und Selbst“ (També, 2016, S. 63). Subjektives Wohlbefinden setzt sich nach Diener et al. (1999) aus kognitiven und affektiven Komponenten zusammen: einer hohen Lebenszufriedenheit, einem hohen positiven und einem niedrigen negativen Affekt. Um diese Aspekte des Wohlbefindens weiter zu differenzieren, betrachtet die vorliegende Arbeit die folgenden Bereiche: Als kognitive Komponenten die Lebenszufriedenheit und die Rumination (Besorgnisneigung), als affektive Komponenten Angst und Depression. Letztere teilen sich dabei in verschiedene Aspekte des affektiven Empfindens – Angst spricht den körperlichen Erregungszustand (Aufgeregtheit) und das Erleben von Sorgen über die Zukunft an, Depression geht mit einem Fehlen von positivem Affekt (Euthymie) und einem stark ausgeprägten negativen Affekt (Dysthymie) einher (Renner et al., 2018).

Die aktuelle Forschungslage geht davon aus, dass durch Yoga Nidra und andere meditationsbasierte Interventionen eher affektive Bereiche des Wohlbefindens verändert und dabei besonders negative Erregungszustände verringert werden können (vgl. Tabelle 2.2). Wohlbefinden als positiver Zustand, stellt sich somit auch als Ausgleich der diversen negativen Aspekte dar und kann auch beim Umgang mit Stress helfen, wieder die eigene Mitte zu finden (Lazarus, 1994). Im Hinblick auf die in dieser Arbeit vorgestellten Wirkmechanismen (vgl. Abbildung 2.3) führt Yoga Nidra zunächst zu einer Aktivierung des parasympathischen Nervensystems, was eine Reduktion negativer Anspannungen zur Folge hat. Diese kann durch eine gesteigerte Aufmerksamkeitsregulation und ein höheres Körperbewusstsein erklärt werden. Durch den Fokus auf den gegenwärtigen Moment kann so durch achtsamkeitsbasierte Meditationen das Grübeln in Richtung Vergangenheit oder Zukunft verhindert und die Achtsamkeit erhöht werden.

Wie darüber hinaus positive Affektivität und kognitive Aspekte des Wohlbefindens verstärkt werden können, steht in Zusammenhang mit möglichen mentalen Umstrukturierungs- und Neubewertungsprozessen. Auch hier ist die Aufmerksamkeitsregulation relevant, um den Fokus nach innen zu richten und schließlich durch die genannten Prozesse der Emotionsregulation positive Emotionen zu verstärken (vgl. Abschnitt 2.2.2). Weiter spielt die Selbstperspektive eine wichtige Rolle, um die Identifikation mit schädlichen Mustern zu erkennen und ggf. neu auszurichten. Bei der Ausrichtung ist dann der persönliche Vorsatz als Autosuggestion als auch eine mögliche spirituelle Komponente individuell bedeutsam.

2.4.3 Schlafqualität

„Innere Ruhe ist rar geworden" (Lattmann, 2011; zitiert nach Volk, 2011). Von den durch Stress resultierenden, gesundheitlichen Beeinträchtigungen, haben Schlafstörungen in den letzten Jahren am stärksten zugenommen (BAuA, 2020). Schlaf scheint in der heutigen Zeit ähnlich emotional aufgeladen zu sein wie

Stress, die meisten Deutschen schlafen zu wenig und sind durch ein übersteigertes, unentspanntes Wachsein unzufrieden oder leiden unter Schlafstörungen und deren Folgen (z. B. Lohmann-Haislah, 2012). Die American Academy of Sleep Medicine und die Sleep Research Society empfehlen seit 2016 ein Minimum von sieben Stunden Nachtschlaf. Längerfristig weniger Schlaf könne das Gehirn nach Krause et al. (2017) wie folgt negativ beeinträchtigen:

- Aufmerksamkeits-, Konzentrations- und Gedächtnisprobleme
- Schlechtere Zusammenarbeit verschiedener Hirnregionen
- Schwierigkeiten bei einer Sache zu bleiben, mehr Tagträumen
- Ungleichgewicht im Belohnungssystem, riskanteres Verhalten
- Emotionale Labilität, Überreaktionen

Besonders wenn der Nachtschlaf zu gering ausfällt oder von Störungen gekennzeichnet ist, kann es helfen tagsüber effektiv auszuruhen, anstatt Pausen oder „Powernaps" auszulassen (Lohmann-Haislah, 2012). Durch Pausen wird dann die Leistungsfähigkeit gesteigert und Arbeitstätigkeiten, welche bewusst und in Ruhe ausgeführt werden, besser und oft auch schneller erledigt. Innere Unruhe wiederum beeinträchtigt die Konzentration, welche im Yoga als Vorbereitung für anhaltende Zentriertheit oder eben Meditation entscheidend ist. Rumination wird auch mit dem Abschalten am Abend und somit der Schlafqualität in Bezug gebracht (Schulz et al., 2003), wodurch es für die vorliegende Yoga Nidra Intervention ein weiteres interessantes Kriterium darstellt.

In der Vorgängerstudie (Moszeik, 2016) konnte gezeigt werden, dass durch bereits elf Minuten Yoga Nidra besonders die subjektiv eingeschätzte Schlafqualität verbessert als auch speziell die Tagesmüdigkeit verringert werden konnte (kleine Effekte). Dies kann durch ein verringertes Erregungsniveau durch Meditation erklärt werden (Hülsheger et al., 2015), was in Bezug auf das Wirkmodell der vorliegenden Arbeit unter ein gesteigertes Körperbewusstsein und eine höhere Aufmerksamkeitsregulation eingeordnet werden kann. Wenn Verspannungen also durch Yoga Nidra gelöst werden, kann sich dies auch durch verringertes Grübeln vor dem Schlafengehen und dadurch einen erholsameren Schlaf zeigen.

Wie bereits beschrieben, richtet sich die Theorie von Yoga Nidra darauf aus, den Übergang zwischen Wach- und Schlafzustand greifbarer zu machen und durch ein Ausdehnen von alpha-Wellen im Gehirn grundlegende Entspannung zu verstärken. Außerdem soll Yoga Nidra fehlenden Nachtschlaf ausgleichen können oder zumindest ähnlich erholsam sein. Yoga Nidra in der Kurzform kann beim Einschlafen helfen, wohingegen die Langform am besten vor 14 Uhr durchgeführt werden sollte, da sonst, durch eine mögliche gesteigerte Aktivierung, abends Probleme beim Einschlafen auftreten könnten (Kündig 2010). Andererseits weist Prakashananda (2010) auch darauf hin, dass Yoga Nidra dabei helfen kann, nachts bei Durchschlafstörungen wieder einzuschlafen. Ob nun 11 Minuten oder mehr investiert werden, um vorhandene Schlafdefizite auszugleichen: Schlafmangel und seine Folgen können zu Fehlern führen, die nicht nur die eigene Gesundheit, sondern auch die anderer Personen gefährden, sei es bei der Arbeit oder im Straßenverkehr. Besonders gefährlich wird es bei chronischem Schlafmangel, denn dann wird die eigene Leistungsfähigkeit überschätzt und man hält sich für geistig fitter als man es tatsächlich ist (Krause et al., 2017).

2.4.4 Achtsamkeit

In den Worten des Dalai-Lamas (2012, S. 211) bedeutet achtsam sein vereinfacht gesagt „den Geist bewusst zu gebrauchen". Kabat-Zinn (2003), der vielleicht bekannteste westliche Achtsamkeitsforscher, definiert Achtsamkeit als absichtsvoll, auf den Moment bezogen und nicht wertend. Achtsamkeit als relevanter Wirkmechanismus von Meditationen kann also helfen den Geist auf den gegenwärtigen Moment zu zentrieren und gleichzeitig die Aufmerksamkeit zu kontrollieren (Sedlmeier et al., 2012). Deshalb wird Achtsamkeit als spezielle Form der Aufmerksamkeitslenkung direkt im Wirkmodell der vorliegenden Arbeit betrachtet (Abbildung 2.3). Achtsamkeit kann außerdem einen „heilsamen Umgang mit Gedanken, Gefühlen und Handlungstendenzen fördern" (Michalak et al., 2008, S. 201), was bedeutet, dass die Identifikation mit Gedanken und Gefühlen abnimmt und diese mehr als vergängliche, mentale Ereignisse wahrgenommen werden können (vgl. Selbstperspektive). Dies kann nach Michalak et al. (2008) auch als metakognitive Bewusstheit beschrieben werden und den Umgang mit negativen Affekten verbessern, sowie dabei helfen gesunde Verhaltensmuster zu etablieren. Auf der anderen Seite wird Achtsamkeit auch damit in Verbindung gebracht ungesunden Verhaltensweisen entgegenzuwirken, wie z. B. bei Essstörungen, Rauchen und Spielsucht (Rooney, 2012).

In den vorangegangenen Abschnitten und auch im weiteren Verlauf dieser Arbeit wird das Konzept Achtsamkeit immer wieder aufgegriffen. Dabei ist es interessant, das unterschiedliche Verständnis von Achtsamkeit der östlichen und westlichen Kultur zu berücksichtigen. Nach Schmidt (2011) gehen die ältesten Schriften zum Konzept der Achtsamkeit in der östlichen Philosophie auf die buddhistische Bezeichnung *sati* (Pali für: gewahr werden des Moments) aus dem 5. Jh. v. Chr. Zurück. Der/die Übende versucht nur das Objekt der Beobachtung wahrzunehmen und nicht damit zu interagieren (vgl. *Dharana, Dhyana*). Durch diese Übung verändert sich die Achtsamkeit über die Zeit und mit zunehmender Erfahrung (Schmidt, 2011). Das Konzept der Achtsamkeit wurde ursprünglich aus dem Osten in den Westen übertragen, das nach Schmidt (2011, S. 30) folgenden beispielhaften Motivationen entsprechen kann:

- Achtsamkeit zur Stressbewältigung oder Bewältigung bei Krankheiten
- Achtsamkeit zur Selbstregulation, Selbstexploration oder Selbsterfahrung
- Achtsamkeit als Interesse an Psychologie oder östlicher Philosophie
- Achtsamkeit zur Selbsttransformation oder als spiritueller Weg

Je nachdem in welchem Kontext und mit welcher Motivation Achtsamkeit angewendet wird, werden auch die Effekte entsprechend anders sein. In den Worten von Shapiro (1992, nach Schmidt & Walach, 2014, S. 147): „What you get is related to what you want". Entschleunigung, Steigerung des Wohlbefindens und das Besinnen auf innere Werte sind Beispiele für die positiven Effekte von Achtsamkeitssteigerung. Der achtsame Geist ist nicht von Gedanken über die Vergangenheit oder Zukunft abgelenkt und hat mehr Kapazität bewusste Entscheidungen zu treffen (Sedlmeier, 2016). Innerhalb von Achtsamkeitsinterventionen geht es deshalb, im Sinne des ursprünglichen Verständnisses, nicht nur um Entspannung und individuelle Selbstregulation, sondern auch um ein Ausrichten auf innere Werte und dem Treffen bewusster Entscheidungen – entgegen einem inflationären Gebrauch als „McMindfulness" (z. B. Purser & Loy, 2013). Wird Achtsamkeit rein technisch und werteneutral verwendet, ist es nichts weiter als ein selbstbezogenes Mittel zur Optimierung und Kontrolle, ohne Bezug zu den ursprünglichen Zielen, die weg vom Ego und hin zu Mitgefühl und Verbindung zielen (vgl. Gebauer et al., 2018). Ein extremes Beispiel wäre ein fokussierter, aufmerksamer Terrorist, der seinem Verhalten keine moralischen Werte zu Grunde legt.

Als Maßnahme in Unternehmen gibt es wiederum aktuelle Beispiele für den Versuch, diese moralische Verantwortung wieder zu integrieren, z. B. unter Begriffen der Care-Arbeit oder auch Ethik der Achtsamkeit (Conradi & Vosman, 2016). Hierbei geht es darum, sich selbst aber auch andere in den Fokus zu rücken, die eigenen Bedürfnisse zu entdecken und mit denen der anderen in Einklang zu bringen. Unter dem slogan „yes we care!" beschreiben Conradi und Vosman (2016, S. 13) die Stimmung vieler Menschen, sich ernsthaft um andere kümmern zu wollen und echte Verantwortung im Handeln zu übernehmen. Anders als bei achtsamkeitsbasierten Meditationen geht es hier jedoch explizit um ein Bewerten der jeweiligen Situation und eine damit verbundene

Entscheidung für das erstrebte Handeln. Wenn z. B. Handlungsweisen identifiziert werden, die anderen schaden, werden diese auch als solche bewertet, um ihnen entgegenwirken zu können.

2.5 Einfluss von Persönlichkeitsmerkmalen

Welche Meditation wirkt bei wem? Genauso wie Stress, Wohlbefinden, Schlafqualität und Achtsamkeit unterschiedlich bewertet werden, so wirken auch diverse Meditationsformen unterschiedlich gut für verschiedene Persönlichkeiten (Smith, 1978). Sedlmeier (2016, S. 169) weist darauf hin, dass der Grund warum eine Person eine bestimmte Meditation wählt, damit zusammenhängt, dass sie bei ihr „am besten wirkt oder (…) am leichtesten fällt" oder sich nach dem Probieren verschiedener Arten „am besten anfühlt". Er nimmt weiter an, dass ein „gewisses Maß an Unvoreingenommenheit" hilfreich sein kann und es dann weniger entscheidend ist, welche Art der Meditation ausgewählt wird, um den Geist zur Ruhe zu bringen und spirituelle Erkenntnis zu erlangen (S. 171). Andererseits könnten bestimmte Meditationsansätze unabhängig von Persönlichkeitsaspekten auch dann wirken, wenn sich die Übenden „nur darauf einlassen" (S. 169). Wie genau die Persönlichkeit jedoch mit der Auswahl von Meditation zusammenhängt, ist aktuell noch nicht eindeutig geklärt. In welcher Art und Weise meditiert wird, unterscheidet sich in einer Vielzahl von Aspekten, wie z. B. hinsichtlich der Körperhaltung, dem Objekt auf das sich fokussiert wird oder der Darbietungsform (mit persönlicher Anleitung, per Audiodatei oder rein mental). Malinowski (2019) weist darauf hin, dass, trotz der Vielfalt an verschiedenen Meditationen, die Auswahl nicht beliebig ist. Dies deutet darauf hin, dass die Auswahl der Meditation auch von Persönlichkeitsmerkmalen abhängen könnte und wird im Folgenden näher beleuchtet. Um die Passung zwischen Person und Intervention näher zu betrachten, spielen auch Interesse und Empfinden bzgl. der Meditation eine wichtige Rolle. Diverse Studien konnten belegen, dass entscheidende Teile der Varianz aufgeklärt werden können, wenn die subjektive Bewertung der Intervention berücksichtigt wird (Manthey et al., 2016; Moszeik et al., 2020; Proyer et al., 2015;). Sedlmeier (2016, S. 129) bringt auch die Betrachtung der Persönlichkeit im Yoga in Zusammenhang zu den gängigen Big Five Faktoren der westlichen Wissenschaft (vgl. Costa & McCrae, 1992; zitiert nach Borkenau & Ostendorf, 2008). Die drei sogenannten *Gunas* können dabei wie folgt in Bezug zu den fünf Faktoren der Persönlichkeitspsychologie gesetzt werden:

- ***Sattva bzw. Klarheit:*** wohlwollende Haltung gegenüber anderen, Disziplin, Ruhe, hohe Stresstoleranz, gesunde Lebenseinstellung. Besonders aber nicht

ausschließlicher Bezug zu Gewissenhaftigkeit (Selbstkontrolle, Genauigkeit) und Verträglichkeit (Rücksichtnahme, Verständnis, Wohlwollen, Vertrauen, Kooperation, Nachgiebigkeit, Freundlichkeit, Mitgefühl, Altruismus; soziale Erwünschtheit)
- ***Rajas bzw. Energie:*** Impulsive Handlungen, Leidenschaft bis hin zu Aggression, hohe Motivation, Streben nach Erfolg, sehr aktiv, schnell gestresst, liebt Herausforderung, kurzfristige Bedürfnisbefriedigung, Unruhe, eher ungesunder Lebensstil. Bezug zu Offenheit für Erfahrungen (Aufgeschlossenheit, Erfindungsgeist, Neugierde) und Extraversion (Geselligkeit, Begeisterungsfähigkeit)
- ***Tamas bzw. Trägheit:*** Undifferenziertes Denken, negative Emotionen, Unzufriedenheit, wenig Motivation, Vernachlässigung der eigenen Gesundheit, Vermeidungsverhalten, findet leicht in den Schlaf, liebt Sinnlichkeit, neigt zu Einsamkeit, resistent gegenüber Veränderung, Suchtneigung. Bezug zu Neurotizismus (emotionale Labilität, Verletzlichkeit, Nervosität, Unsicherheit, Sorgen).

In Bezug auf Meditation generell, konnten einige Studien bereits zeigen, dass Personen mit Meditationspraxis niedrigere Neurotizismus-Werte (Randall & Nielsen, 2012) und höhere Werte auf dem Merkmal Offenheit für Erfahrungen aufweisen (Sedlmeier, 2016). Die Metaanalyse von Bucher et al. (2019) zeigte zudem, dass alle fünf Persönlichkeitsmerkmale mit der Wirkung von Interventionen zur mentalen Gesundheit signifikant zusammenhängen. Carvalho und Arruda (2018) konnten nachweisen, dass Meditierende generell eher weniger pathologische Persönlichkeitsmerkmale aufweisen als nicht meditierende. Delmonte (1988) zeigte in einer Längsschnittstudie über einen Zeitraum von zwei Jahren, dass die Beständigkeit zu meditieren für neurotische Personen eher niedrig, für extravertierte Personen eher hoch ausfiel.

In Bezug auf Achtsamkeit wird außerdem in einer Metaanalyse von Giluk et al. (2009, zitiert nach Nyklíček & Irrmischer, 2017) darauf hingewiesen, dass Neurotizismus (negativ) und Gewissenhaftigkeit (positiv) am stärksten mit der Fähigkeit Achtsamkeit wahrzunehmen bzw. anzuwenden zusammenhängen.

Persönlichkeit als Moderator Um die Persönlichkeitsmerkmale nun für die Wirkung speziell auf Yoga Nidra zu überprüfen, wurden in der vorliegenden Studie die Big Five als auch die subjektive Bewertung der Meditation erfragt. Es soll damit erstmalig innerhalb eines meditationsbasierten Längsschnitts-Experiments überprüft werden, ob die Persönlichkeitsmerkmale die Effekte von Yoga Nidra verstärken oder verringern und die Befunde zur subjektiven Bewertung (Moszeik et al., 2020) als auch zu anderen meditationsbasierten Interventionen repliziert werden. Darüber hinaus will die vorliegende Arbeit näher beleuchten, wie die Persönlichkeitsmerkmale mit dem Erfolg der einzelnen Meditationsformen als auch der Musikintervention zusammenhängen:

- Wer profitiert besonders von einer kürzeren oder längeren Yoga Nidra Meditation?
- Wer profitiert besonders von einer Musikintervention (AKG)?

Bisherige Forschung zur moderierenden Rolle von Persönlichkeitsmerkmalen bei achtsamkeitsbasierten Interventionen konnte erste Hinweise erbringen, dass besonders Gewissenhaftigkeit und Neurotizismus mit den Effekten von Achtsamkeitstrainings zusammenhingen (de Vibe et al., 2015). Neurotische und gewissenhafte Personen profitierten hier mehr von den Effekten der Intervention im Vergleich zur Kontrollgruppe. Allerdings betrachteten de Vibe et al. nur drei der fünf Persönlichkeitsmerkmale (ohne Offenheit für Erfahrungen und Verträglichkeit). Auch Nyklíček und Irrmischer (2017) bestätigen die moderierende Rolle von Neurotizismus innerhalb eines MBSR-Trainings dahingehend, dass neurotische Personen insbesondere ein stärkeres Absinken von Angst und zum Teil auch Depression erleben konnten. Senf und Liao (2013) hingegen fanden signifikante Moderationen nur von Extraversion und Offenheit für Erfahrungen, wobei beide Merkmale den Effekt einer Dankbarkeitsintervention auf Glücksgefühl verstärkten. Extraversion führte außerdem zu einem höheren Absinken von Depression innerhalb der Dankbarkeits- und der Stärkenbasierten Intervention. Wichtig zu beachten ist, zusätzlich zu fehlenden Studien, dass die Achtsamkeitsinterventionen inhaltlich stark variieren können, wie z. B. Yoga Nidra vs. Dankbarkeitsinterventionen oder MBSR-Trainings. Trotzdem lässt die Ausgangssituation vermuten, dass Persönlichkeitsmerkmale eine relevante moderierende Rolle für die Effekte von Yoga Nidra spielen. In Anbetracht der bisherigen Befunde wird für die vorliegende Arbeit insbesondere ein moderierender Effekt für Gewissenhaftigkeit, Offenheit für Erfahrungen, Extraversion und Neurotizismus vermutet.

2.6 Empirische Zielsetzung und Herleitung der Forschungsfragen

Auf Basis der Vorgängerstudie (Moszeik, 2016; Moszeik et al., 2020) wurden die untersuchten Variablen, wie in den vorangegangenen Abschnitten beschrieben, erweitert, um eine umfassendere Fragestellung zur Wirksamkeit von Yoga Nidra Meditation zu untersuchen. Die Vorgängerstudie folgte einem einfachen zweifaktoriellen Design mit Wartekontrollgruppe (WKG) und Experimentalgruppe (EG);

Teilnehmer:innen der EG erhielten die 11-Minuten-Kurzform Yoga Nidra. Die Effekte dieser Kurzform auf Stress, Schlaf und Wohlbefinden wurden so erstmals experimentell an einer großen Stichprobe von 771 Personen untersucht. Der Interventionszeitraum betrug 30 Tage, mit follow-up Untersuchung sechs Wochen später; als Kontrollvariablen wurden die Erfahrung mit Meditation, die Häufigkeit der Durchführung und die subjektive Bewertung der Intervention einbezogen. Die Durchführung wurde komplett online administriert. Methodisch wurden die Daten von 2016 nachträglich durch den Einsatz eines Strukturgleichungsmodells zur Berücksichtigung fehlender Werte erweitert und veröffentlicht (Moszeik et al., 2020). 11 Minuten Yoga Nidra führten zu positiven Effekten mit kleinen Effektgrößen auf allen untersuchten Kriterien. Besonders hervorgehoben wurde der unterschiedliche Einfluss auf affektive und kognitive Komponenten des Wohlbefindens. Yoga Nidra scheint dabei als Kurzform stärker affektive Komponenten zu beeinflussen und eher eine Reduktion des negativen als eine Steigerung des positiven Affekts zu bewirken. Inwieweit diese Ergebnisse jedoch in Bezug zu einer aktiven Kontrollgruppe stabil bleiben und ob z. B. Cortisol als biologischer Stressmarker die subjektiven Selbsteinschätzungen stützt, konnte in dieser ersten Studie nicht geklärt werden. Auch genauere Hinweise auf die Wirkmechanismen von Yoga Nidra sollen diskutiert werden. Die Herleitung der einzelnen Forschungsfragen wird nachfolgend zusammengefasst:

Differenzierte Erfassung der Kriterien Stress, Wohlbefinden, Schlaf und Achtsamkeit können mit unterschiedlichen Maßen erhoben werden. Die vorliegende Arbeit erweitert die Erfassung des Wohlbefindens wie folgt: Zusätzlich zu Stress, Schlaf, Lebenszufriedenheit und Affekt wird Rumination erhoben, um als relevanter Mechanismus vor dem Schlafen geprüft zu werden (Moszeik, 2016; Schulz et al., 2003). Der Affekt wird in der vorliegenden Arbeit durch Angst und Depression erfasst (Renner et al., 2016). Weiter wird die Achtsamkeit durch fünf Facetten ebenfalls detaillierter erhoben als in der Vorgängerstudie.

Erhebung biologischer Daten in Form von Speichel-Cortisol-Analysen Erste empirische Untersuchungen zeigen die Wirksamkeit von Meditation auf ein Absinken der Cortisol-Konzentration (Borchardt et al., 2012; Brand et al., 2011; Mehrsafar et al., 2019; Nedeljkovic et al., 2012; Singer & Engert, 2019). Um möglichst robuste Aussagen zur Veränderung der Cortisol-Ausschüttung machen zu können, wurden in der vorliegenden Studie Tagesprofile an zwei aufeinanderfolgenden Tagen mit je fünf Speichelproben erhoben, was im Vergleich zu den meisten vorherigen Studien eine relativ robuste Erfassung darstellt. Es wird somit geprüft, ob Veränderungen im

Speichel-Cortisol die subjektiven Einschätzungen aus den Fragebogendaten stützen und ob sie durch eine 30 statt 11 Minuten Meditation verstärkt werden.

Untersuchung der Wirkung einer Kurz- und Langform Yoga Nidra Die vorliegende Studie zielt darauf ab, die bisherigen Effekte von Yoga Nidra zu replizieren und dabei zwei unterschiedlich lange Versionen von Yoga Nidra miteinander zu vergleichen. Bisherige Studien zu Yoga Nidra untersuchten meist Einheiten von 20–40 Minuten Länge, was im Mittel der Langform der vorliegenden Arbeit entspricht. Die Kurzform wiederum wurde in der vorherigen Studie zum ersten Mal empirisch untersucht. Es stellt sich schließlich die Frage, ob es tatsächlich einen Unterschied macht eine kürzere oder längere Meditation durchzuführen, was die Literatur zu Meditationen im Allgemeinen vermuten lässt (Banks et al., 2015; Barbuto, 2017; Hülsheger et al., 2015; Immink, 2016; Varma & Khan, 2018). Trotzdem wurde bisher noch nie direkt zwischen einer Kurz- und einer Langform verglichen: Es soll also überprüft werden, ob die längere Einheit Yoga Nidra die Effekte noch verstärkt.

Absicherung der Wirkung von Yoga Nidra in Bezug zu einer aktiven Kontrollgruppe Wie bereits beschrieben wurde, gibt es mehrere empirische Studien, die Auswirkungen von Yoga Nidra auf Stress, Schlaf, Wohlbefinden und Achtsamkeit gezeigt haben (Tabelle 2.2). Die meisten von ihnen verwendeten jedoch nur sehr kleine Stichproben oder keine (aktive) Kontrollgruppe. Durch den Einbezug einer aktiven Kontrollgruppe können die tatsächlichen Effekte der Meditation besser erklärt und Verfälschungen durch andere Einflüsse minimiert werden. Aktive Kontrollgruppen sind ein wichtiger Faktor für eine möglichst hohe Validität der Intervention (vgl. Phan et al. 2022; Tang et al., 2015). Sind die gefundenen Effekte also auf Yoga Nidra zurückzuführen oder kann auch eine Musikintervention ähnliche Effekte erzeugen?

Einbezug von Persönlichkeitsmerkmalen Schließlich zeigte die subjektive Bewertung der Intervention in der Vorgängerstudie, wie wichtig die Passung von Person und Intervention war und führte für die vorliegende Arbeit zum Einbezug von persönlichkeitsrelevanten Fragestellungen. Durch Erhebung der Big Five wird die moderierende Rolle von Persönlichkeitsmerkmalen mit den Effekten von Yoga Nidra in Bezug gebracht.

2.7 Hypothesen

Wie im vorangegangenen Abschnitt bereits erläutert wurde, werden innerhalb einer großen und diversen Stichprobe die abhängigen Variablen weiter differenziert und mit einer aktiven Kontrollbedingung und einer Wartekontrollgruppe verglichen, wobei eine randomisierte Zuordnung zu den vier Gruppen erfolgt. Die Intervention wird komplett online und von den Teilnehmenden selbstständig durchgeführt. Das Review von Spijkerman et al. (2016) gibt einen Überblick zur Wirksamkeit online-basierter Achtsamkeitsinterventionen auf diverse Aspekte des Wohlbefindens an nicht-klinischen Stichproben. Im Mittel wurden durch solche Interventionen kleine bis mittlere Effekte erreicht, Ausnahmen mit größeren Effekten konnten in einzelnen Studien für Stress und Depression erreicht werden. Die Bedeutung der Replikation und Verfügbarkeit größerer Stichproben ist dabei besonders wichtig, um die Ergebnisse replizieren und erweitern zu können. Die meisten bisherigen Yoga Nidra Interventionen konzentrierten sich auf einen Meditationszeitraum von mehr als einem Monat und betonten eine tägliche Praxis mit persönlichen Trainingseinheiten. Da in der vorliegenden Studie, außer einem kurzen Informationsvideo und Emailinstruktionen, kein persönlicher Kontakt zu den Teilnehmenden bestand, werden kleine Effektgrößen erwartet. Der Grund für die Durchführung der Studie als Online-Intervention war zum einen die Reichweite und ökonomische Umsetzung als auch die möglichst ähnliche Replikation der Vorgängerstudie. Darüber hinaus sind die Effekte rein online-basierter Interventionen vielversprechend (Spijkerman et al., 2016) und der Bedarf solcher in der aktuellen Zeit groß (Bujard et al., 2021).

2.7.1 Wirkung von Yoga Nidra (gerichtete Hypothesen)

Die in der Vorgängerstudie gefundenen Effekte der 11-Minuten Kurzform Yoga Nidra werden repliziert und mit differenzierten Skalen, Speichel-Cortisol-Analysen sowie über einen längeren Meditationszeitraum von zwei (statt einem) Monaten erweitert. Der follow-up Zeitraum wurde ebenfalls von 6 Wochen auf 3 Monate erweitert, um die langfristigen Effekte der Intervention abschätzen zu können. Die beiden Yoga Nidra Interventionen sollen positive Aspekte des Wohlbefindens sowie Achtsamkeit steigern und Stress, Schlafstörungen, negative Aspekte des Wohlbefindens sowie Rumination verringern. Die Cortisol-Analysen sollen diese Effekte biologisch absichern. Können die in der Vorgängerstudie gefundenen Effekte der Kurzform repliziert werden und werden diese durch die Langform übertroffen?

Hypothese (1a): Im Vergleich zur Wartekontrollgruppe zeigt sich in den Meditationsgruppen eine signifikante Reduktion von Stress, Cortisol, Schlafstörungen und negativen Komponenten des Wohlbefindens sowie eine Steigerung der Achtsamkeit und positiven Komponenten des Wohlbefindens.

Hypothese (1b): Diese Effekte sollen auch im Vergleich zu einer aktiven Kontrollgruppe mit Musikintervention vorhanden bleiben.

Hypothese (2): 30 Minuten Yoga Nidra führen zu größeren Effekten als 11 Minuten Yoga Nidra in Bezug auf alle untersuchten Kriterien.

2.7.2 Persönlichkeit als Moderator (gerichtete Hypothesen)

Es wird untersucht, welche Persönlichkeitsmerkmale welche Meditation stützen oder den Effekten entgegenwirken. Persönlichkeit hat einen signifikanten Einfluss auf die Wirkung von Meditation (Malinowski, 2019; Smith, 1978). Es wird in Anlehnung an vorangegangene Studien angenommen, dass besonders Gewissenhaftigkeit (de Vibe et al., 2015), Neurotizismus (de Vibe et al., 2015; Nyklíček und Irrmischer, 2017), Offenheit für Erfahrungen (Senf & Liao, 2013) und Extraversion (Senf & Liao, 2013) einen Einfluss auf die Wirkung der Meditation haben, für Verträglichkeit werden auf Grund fehlender Befunde weniger starke Effekte erwartet:

Hypothese (3a): Neurotizismus hängt negativ und Gewissenhaftigkeit, Offenheit für Erfahrungen sowie Extraversion positiv mit den Effekten der beiden Meditationen zusammen.

Hypothese (3b): Auch Verträglichkeit soll die Effekte der beiden Meditationen positiv beeinflussen.

3 Methode

Um die Wirksamkeit von Yoga Nidra im Vergleich zweier unterschiedlich langer Audioversionen und im Bezug zu einer aktiven Kontrollgruppe mit Musikintervention zu prüfen, wurde eine Online-Fragebogenstudie zur subjektiven Selbsteinschätzung der Teilnehmenden durchgeführt. Die Konstrukte Stress, Wohlbefinden, Schlaf und Achtsamkeit bzw. deren Veränderung im Verlauf der Studie, werden durch die entsprechenden Skalen an drei Erhebungszeitpunkten erfasst. Es handelt sich bei der vorliegenden Arbeit um eine experimentelle Längsschnittstudie, die von den Teilnehmenden komplett online bearbeitet werden konnte. Alle Erhebungen wurden mit dem Programm Unipark von Questback erstellt. Die Studie wurde nach den Empfehlungen und ethischen Richtlinien der Deutschen Gesellschaft für Psychologie durchgeführt und erhielt ein positives Ethikvotum der Universität der Bundeswehr München. Alle Personen nahmen anonym und freiwillig teil und konnten die Studie jederzeit ohne Nachteile beenden.

Ergänzende Information Die elektronische Version dieses Kapitels enthält Zusatzmaterial, auf das über folgenden Link zugegriffen werden kann https://doi.org/10.1007/978-3-658-50326-0_3.

E. N. Moszeik, *Die Wirkung von Yoga Nidra Meditation auf emotionale, kognitive und biologische Faktoren des Wohlbefindens*,
https://doi.org/10.1007/978-3-658-50326-0_3

3.1 Ablauf der Fragebogenerhebung und Beschreibung der Stichprobe

Zur Überprüfung der kurz- und langfristigen Effekte von Yoga Nidra wurden zwischen Juni 2018 und Januar 2019 drei Online-Fragebogenerhebungen durchgeführt. Die Teilnehmenden wurden zu Beginn der Studie zufällig zu einer der vier Gruppen zugeordnet:

- EG1 Experimentalgruppe mit 11 Minuten Yoga Nidra
- EG2 Experimentalgruppe mit 30 Minuten Yoga Nidra
- AKG: aktive Kontrollgruppe mit 10 Minuten Musik
- WKG: Wartekontrollgruppe ohne Intervention

Das vorliegende Studiendesign basiert auf 4×3 Faktorstufenkombinationen für die Faktoren Gruppe und Messwiederholung. Die drei verschiedenen Interventionen wurden jeweils als Audiodatei per E-Mail versendet und die Durchführung innerhalb der zwei Monate Interventionszeitraum selbstständig verwaltet. Es wurde außerdem ein Dokument für die Protokollierung der Häufigkeit der Durchführung (Anhang A, im elektronischen Zusatzmaterial) und alle zwei Wochen Informations-Emails zur Durchführung der Meditation verschickt (Anhang B, im elektronischen Zusatzmaterial). Diese enthielten praktische Hinweise und inhaltliche Erläuterungen, wie z. B. zur Körperhaltung, Umgebung und Wahrnehmung. Die Teilnahme an der Studie war freiwillig und es wurde zu Beginn ein Überblick zum Ablauf, Aufwand und zur Verwendung der Daten gegeben. Außerdem wurde ein kurzer Video-Clip bereitgestellt, der gleichzeitig die Teilnahmemotivation stärken sollte (vgl. Manthey et al., 2016; Moszeik, 2016). Dieses knapp drei Minuten lange Video wurde vor Beginn der ersten Fragebogenerhebung gezeigt und erklärte das Konstrukt Achtsamkeit, sowie den Ablauf und das Ziel der Studie. Außerdem enthielt es eine kurze Vorstellung der Autorin, Informationen zum Hintergrund der Arbeit, und deren Einbettung an der Universität der Bundeswehr.

Den Teilnehmer:innen wurde weiterhin die Möglichkeit zu Erstellung eines persönlichen Stressprofils vorgestellt. Insgesamt nahmen an der Studie 365 Personen teil, die sich über Flyer, Online-Werbung und Newsletter an Universitäten, in ärztlichen Praxen, Yogastudios und auf Online-Portalen wie Facebook, LinkedIn und Instagram für die Studie anmeldeten. Drei Personen mussten ausgeschlossen werden, da eine Zuordnung zur Gruppe fehlte und die entsprechende Frage im Fragebogen nicht beantwortet wurde („Bitte auswählen"). Die Daten wurden dahingehend bereinigt, dass doppelte Datensätze gelöscht und nur der zuerst abgegebene oder aber der vollständigere Datensatz für die Analysen behalten wurde. Für fünf weitere Personen konnte die Zuordnung zur Gruppe durch qualitative Aussagen nachgeholt werden. Die folgenden Analysen beziehen sich somit auf eine Gesamtstichprobe von 362 Personen, darunter 272 Frauen (80.7 %), 64 Männer (19 %) und einer Angabe zu divers (25 ohne Angabe). Der hohe Anteil an Frauen ist mit dem Interesse an Psychologie sowie dem Bereich Yoga, Meditation und Achtsamkeit zu erklären. Der Altersdurschnitt lag bei 40.41 Jahren (Median: 39, range: 19–80), die meisten Personen (65.9 %) waren verheiratet oder in einer festen Partnerschaft. Wiederum die meisten Teilnehmenden wohnten in Bayern (45 %) und die Gesamtstichprobe zeugte von einer sehr hohen Schulbildung mit den meisten Personen, die einen Universitätsabschluss erreicht hatten (45.6 %). Wiederum die meisten Personen arbeiteten in Vollzeit (45.8 %) und waren angestellt (48.3 %). Von den 362 Teilnehmenden waren 101 Personen in der EG1 (27.9 %), 80 Personen in EG2 (22.1 %), 74 Personen in der AKG (20.4 %) und 107 Personen in der WKG (29.6 %). Nähere Informationen zur Verteilung der demographischen Merkmale in den einzelnen Gruppen finden sich in Tabelle 3.1. Es wurde erfragt, ob die Teilnehmenden in Schichtarbeit tätig waren (30 Personen, 8.3 %), eine Führungsposition innehielten (82 Personen, 22.8 %), regelmäßig Medikamente einnahmen (113 Personen, 31.4 %), ob sie bereits Erfahrung mit Achtsamkeit und Meditation hatten (116 Personen *viel* oder *sehr viel*, 32.2 %) und Sport trieben (90 Personen *viel* oder *sehr viel*, 25 %).

Zum Abschluss der Studie wurde außerdem gefragt, ob die Teilnehmenden während der Studie vorwiegend in einer Stadt (141 Personen, 61 %) oder auf dem Land (90 Personen, 39 %) wohnten. Die 50 Studierenden unter den Teilnehmenden (13.9 %) hatten bei vollständiger Teilnahme an der Studie die Möglichkeit sich zwölf Versuchspersonenstunden gutschreiben zu lassen. Dies wurde von insgesamt 30 Personen wahrgenommen. Außerdem wurde nach Abschluss der Studie unter den Teilnehmenden der Experimentalgruppen sowie auch einige Monate später unter den Teilnehmenden der WKG jeweils fünf Meditations-CDs verlost. Den Personen in den drei Interventionsgruppen wurde am Ende der ersten Erhebung mitgeteilt, dass ihr Durchführungszeitraum für die Meditation von Juli bis August 2018 stattfinden und insgesamt zwei Monate dauern würde. Die Personen in der WKG erhielten die Information, dass verschiedene Durchführungswellen zwischen Juli 2018 und Januar 2019 stattfänden und sie rechtzeitig informiert werden würden, wann die Meditation für sie beginnt. Zum Abschluss der Studie erhielten auch sie Zugang zur Meditation, im Vergleich zu den Experimentalgruppen durften sie die Übung dann frei wählen.

Tabelle 3.1 Verteilung der demographischen Merkmale in den Versuchsgruppen

	EG1 $n = 101$	EG2 $n = 80$	AKG $n = 74$	WKG $n = 107$
	Anzahl (%)	Anzahl (%)	Anzahl (%)	Anzahl (%)
Alter				
19–35 Jahre	43 (44.33 %)	29 (36.71 %)	28 (39.44 %)	37 (41.57 %)
36–50 Jahre	34 (35.05 %)	27 (34.18 %)	26 (36.62 %)	33 (37.08 %)
51–65 Jahre	18 (18.56 %)	20 (25.31 %)	17 (23.94 %)	17 (19.10 %)
65–80 Jahre	2 (2.06 %)	3 (3.80 %)	–	2 (2.25 %)
Geschlecht				
Männlich	18 (18.37 %)	11 (13.92 %)	17 (23.94 %)	18 (20.22 %)
Weiblich	79 (80.61 %)	68 (86.08 %)	54 (76.06 %)	71 (79.78 %)
Divers	1 (1.02 %)	–	–	–
Kinder				
Ja	42 (42.86 %)	38 (48.10 %)	26 (36.62 %)	47 (52.80 %)
Nein	56 (57.14 %)	41 (51.90 %)	45 (63.38 %)	42 (47.19 %)
Schwangerschaft				
Ja	1 (1.02 %)	2 (2.53 %)	4 (5.63 %)	1 (1.12 %)
Nein	97 (98.98 %)	77 (97.47 %)	67 (94.37 %)	88 (98.88 %)
Familienstand				
Ledig	23 (23.47 %)	21 (26.58 %)	25 (35.21 %)	23 (26.14 %)
Feste Partnerschaft	25 (25.51 %)	21 (26.58 %)	18 (25.35 %)	17 (19.32 %)
Verheiratet	41 (41.84 %)	30 (37.98 %)	25 (35.21 %)	45 (51.13 %)
Geschieden	9 (9.18 %)	6 (7.59 %)	3 (4.23 %)	3 (3.41 %)
Verwitwet	–	1 (1.27 %)	–	–
Schulbildung				
Hauptschule	1 (1.03 %)	–	1 (1.41 %)	3 (3.37 %)
Mittlere Reife	9 (9.28 %)	11 (13.92 %)	13 (18.31 %)	10 (11.24 %)
Fachhochschulreife	11 (11.34 %)	9 (11.39 %)	5 (7.04 %)	8 (8.99 %)
Abitur	23 (23.71 %)	28 (35.44 %)	15 (21.13 %)	25 (28.09 %)
Universität	53 (54.64 %)	31 (39.24 %)	37 (52.11 %)	43 (48.31 %)

(Fortsetzung)

Tabelle 3.1 (Fortsetzung)

	EG1 $n = 101$	EG2 $n = 80$	AKG $n = 74$	WKG $n = 107$
	Anzahl (%)	Anzahl (%)	Anzahl (%)	Anzahl (%)
Erwerbstätigkeit				
Nicht erwerbstätig	8 (8.33 %)	7 (9,09 %)	6 (8.57 %)	7 (7.86 %)
Teilzeit	33 (34.38 %)	27 (35.07 %)	17 (24.28 %)	30 (33.71 %)
Vollzeit	46 (47.92 %)	35 (45.45 %)	43 (61.43 %)	41 (46.07 %)
Geringfügig	7 (7.29 %)	5 (6.49 %)	2 (2.86 %)	9 (10.11 %)
Unregelmäßig	2 (2.08 %)	3 (3.90 %)	2 (2.86 %)	2 (2.25 %)
Wehr-/Zivildienst	–	–	–	–
Beruf				
Arbeitslos	5 (5.15 %)	–	2 (2.85 %)	1 (1.12 %)
Angestellt	49 (50.51 %)	42 (53.84 %)	39 (55.71 %)	44 (49.44 %)
Beamte/r	6 (6.19 %)	3 (3.85 %)	3 (4.29 %)	7 (7.87 %)
Hausfrau/mann	3 (3.09 %)	4 (5.13 %)	3 (4.29 %)	3 (3.37 %)
Renter:in	2 (2.06 %)	4 (5.13 %)	1 (1.43 %)	3 (3.37 %)
Selbstständig	16 (16.50 %)	13 (16.67 %)	15 (21.43 %)	15 (16.85 %)
Schüler:in	–	1 (1.28 %)	–	–
Student:in	16 (16.50 %)	11 (14.10 %)	7 (10 %)	16 (17.98 %)
Schichtarbeit				
Ja	13 (13.27 %)	7 (8.86 %)	4 (5.63 %)	6 (6.74 %)
Nein	85 (86.73 %)	72 (91.14 %)	67 (94.37 %)	83 (93.26 %)
Führungsposition				
Ja	23 (23.47 %)	16 (20.25 %)	22 (30.99 %)	21 (23.60 %)
Nein	75 (76.53 %)	63 (79.75 %)	49 (69.01 %)	68 (76.40 %)
Medikamente				
Ja	34 (34.69 %)	33 (41.77 %)	14 (19.72 %)	32 (35.96 %)
Nein	64 (65.31 %)	46 (58.23 %)	57 (80.28 %)	57 (64.04 %)

(Fortsetzung)

Tabelle 3.1 (Fortsetzung)

	EG1 $n = 101$	EG2 $n = 80$	AKG $n = 74$	WKG $n = 107$
	Anzahl (%)	Anzahl (%)	Anzahl (%)	Anzahl (%)
Erfahrung mit Achtsamkeit				
Keine	6 (6.12 %)	5 (6.33 %)	4 (5.63 %)	12 (13.48 %)
Wenig	21 (21.43 %)	16 (20.25 %)	13 (18.31 %)	16 (17.98 %)
Mittel	34 (34.69 %)	35 (44.30 %)	30 (42.26 %)	29 (32.58 %)
Viel	22 (22.45 %)	18 (22.79 %)	12 (16.90 %)	24 (26.97 %)
Sehr viel	15 (15.31 %)	5 (6.33 %)	12 (16.90 %)	8 (8.99 %)
Sport				
Kein	3 (3.06 %)	5 (6.33 %)	3 (4.23 %)	5 (5.62 %)
Wenig	30 (30.61 %)	21 (26.58 %)	20 (28.17 %)	17 (19.10 %)
Mittel	35 (35.72 %)	39 (49.37 %)	35 (49.29 %)	34 (38.20 %)
Viel	22 (22.45 %)	10 (12.66 %)	10 (14.08 %)	26 (29.21 %)
Sehr viel	8 (8.16 %)	4 (5.06 %)	3 (4.23 %)	7 (7.87 %)
Wohnort				
Stadt	33 (57.89 %)	36 (69.23 %)	23 (53.49 %)	49 (63.64 %)
Land	24 (42.11 %)	16 (30.77 %)	20 (46.51 %)	28 (36.36 %)

Anmerkungen. EG1 = 11 Minuten Yoga Nidra, EG2 = 30 Minuten Yoga Nidra, AKG = aktive Kontrollgruppe mit Musikintervention, WKG = Wartekontrollgruppe

3.1.1 Übersicht zu den erhobenen Maßen

Alle Maße sind in Tabelle 3.2 aufgeführt und wurden durch Online-Fragebögen erhoben. Eine Ausnahme stellt die Analyse von Speichel-Cortisol dar, was im Abschnitt 3.2 näher beschrieben wird. Das Speichel-Cortisol wurden ebenfalls zu allen drei Erhebungszeitpunkten erhoben, allerdings war die Teilnahme optional. Zum 1. Erhebungszeitpunkt wurden außerdem demographische Daten erfasst, um später die Effekte der Meditation zu kontrollieren. Nach der Intervention wurden Fragen zur Durchführung der Meditation gestellt, die in den folgenden Abschnitten berichtet werden. Da es bei der Intervention darum ging, nicht kurzfristige

Zustände, sondern nachhaltige Veränderungen zu erfassen, wurden die Konstrukte soweit möglich als Trait-Variablen erfragt, die sich auf relativ stabile Merkmale der Person beziehen.

Tabelle 3.2 Übersicht zu den erhobenen Maßen

	t1	t2	t3
Persönlichkeitsmerkmale	X		
Stress Screening	X	x	x
Angst (Trait: Aufgeregtheit und Besorgnis)	X	x	x
Depression (Trait: Euthymie und Dysthymie)	X	x	x
Rumination (Besorgnisneigung)	X	x	x
Allgemeine Lebenszufriedenheit	X	x	x
Schlafqualität	X	x	x
Achtsamkeit	X	x	x
Optional: Stressprofil mittels Speichel-Cortisol	X	x	x

Anmerkungen. t1 = vor der Intervention, t2 = direkt nach der Intervention, t3 = follow-up 3 Monate später; Persönlichkeitsmerkmale: BFI-K

Zur anonymen Erfassung der Daten erstellten die Teilnehmenden einen persönlichen, 6-stelligen Pseudonomysierungscode, der zur Zusammenführung der Erhebungen genutzt wurde (Je der erste Buchstabe von Geburtsort, dem eigenen Vornamen, dem Vornamen der Mutter und des Vaters, zweite Ziffer des Tages des eigenen Geburtsdatums und letzte Ziffer des Geburtsjahres). Die Rückmeldungen der WKG nach dem offiziellen Teil der Studie wurden als qualitative Ergänzung der Studienergebnisse berücksichtigt.

3.2 Ablauf der Speichel-Cortisol-Erhebungen

Zum Ende der 1. Fragebogenerhebung konnten die Teilnehmenden optional die Erstellung eines persönlichen Stressprofils mittels Speichel-Cortisol-Analysen anfordern. Dazu wurden sie darüber informiert, dass die Anforderung des persönlichen Profils eine zwischenzeitliche Aufhebung der Anonymität erfordere, da die Unterlagen zur Erhebung per Post versendet wurden. Die Daten wurden nur für die genannte Analyse verwendet und im Anschluss wieder anonymisiert. Folgende Hinweise zum Ablauf wurden gegeben:

> Für das Profil werden 5 Messungen pro Tag, an zwei aneinander folgenden Werktagen, benötigt, die Sie selbstständig zu Hause oder unterwegs abgeben können. Die Proben müssen Sie direkt im Anschluss per vorfrankiertem Rückumschlag an mich zurücksenden. Dieser liegt dem Paket bei.

Die Kosten für den Rückversand aus dem Ausland mussten von den Teilnehmenden selbst getragen werden. Genau wie die Online-Fragebögen wurden auch die Cortisol-Erhebungen vor, direkt nach der Intervention und zum follow-up durchgeführt. Dabei wurden Pakete mit je 10 nummerierten Salivetten (Spezielle Plastikröhrchen; Sarstedt AG und Co. KG) zur Abgabe des Speichels, eine Einverständniserklärung zur Verwendung der Daten, eine Checkliste zu vorhandenen Krankheiten und ein Tagesprofilbogen zur Protokollierung der Proben versendet (Anhang C-E, im elektronischen Zusatzmaterial). Die Teilnehmer:innen schickten die Proben mit allen Unterlagen an die Autorin zurück, dort wurden sie eingefroren und zwischengelagert, um schließlich gebündelt an das Labor geschickt zu werden. Nach Abschluss der gesamten Datenerhebung wurden die, bis dahin wieder eingefrorenen, Salivetten aufgetaut und bei 2000 g und 4 °C in einer gekühlten Zentrifuge abzentrifugiert (vgl. Roos et al., 2018). Die Proben wurden somit regelmäßig gekühlt, was nach Kirschbaum (1991, zitiert nach Kudielka, 2004, S. 58) die Wahrscheinlichkeit verringerte, dass die Cortisol-Werte durch höhere Temperaturen abnehmen. Allerdings weist Kudielka (2004, S. 58) darauf hin, dass „die in der Literatur diskutierten Fehlermöglichkeiten einer Lagerung der Speichelproben bei Raumtemperatur im Vergleich zu bei –20 °C eingefrorenen Proben" zu dem Ergebnis kamen, dass „kein signifikanter Unterschied in der Lagerungsform besteht."

Insgesamt wurden in der vorliegenden Studie Proben von 229 Personen im Labor der Friedrich-Alexander-Universität Erlangen-Nürnberg ausgewertet. Die Bestimmung der Cortisol-Konzentration im Speichel erfolgte mithilfe eines kommerziell erhältlichen Chemilumineszenz-Immunoassays (CLIA, IBL-Hamburg, Hamburg, Deutschland) in Doppelbestimmungen (vgl. Pruessner et al., 1997). Für eine genaue Beschreibung des Verfahrens wird auf die Arbeit von Kudielka (2004) verwiesen, die sich auf die Analysen von Dressendorfer et al. (1992) und Kirschbaum (1991) bezieht.

Die Kosten dieser Analysen wurden von der Universität der Bundeswehr München in Kooperation mit dtec.bw und dem Förderprojekt NextGenerationEU getragen. Nach Abschluss der Studie erhielten alle Personen mit mindestens einem Erhebungszeitpunkt eine persönliche Rückmeldung zu ihrem Stressprofil. Diese beinhaltete einen Überblick zur subjektiven Einschätzung des Stresserlebens aus dem Online-Fragebogen und eine Darstellung der Cortisol-Werte im Tagesverlauf bzw. deren Entwicklung im Verlauf der Studie (Anhang F, im elektronischen Zusatzmaterial). Personen, die Medikamente wie Cortison oder Hydrocortison einnahmen oder an schwerwiegenden, akuten Erkrankungen litten, wurden von der Analyse ausgeschlossen. Um einen besseren Überblick der Besonderheiten der Stichprobe derer zu erhalten, die ein Stressprofil angefordert hatten, wurden auch hier die demografischen Merkmale analysiert. Dabei zeigten sich keine signifikanten Unterschiede zur Gesamtstichprobe der Studie. Die insgesamt 229 Personen spiegelten eine gleichmäßige Verteilung über die vier Gruppen wider: 51 Personen (22.3 %) nahmen aus der EG2 an den Cortisolmessungen teil, 66 Personen (28.8 %) aus der EG1, 52 Personen aus der AKG (22.7 %) und 60 Personen aus der WKG (26.2 %).

3.3 Experimentelles Design - Überblick

Das experimentelle Design der Studie umfasst zwei Yoga Nidra Interventionen, eine aktive Kontrollgruppe mit Musikintervention und eine Wartekontrollgruppe. Tabelle 3.3 veranschaulicht den Verlauf der Studie über alle drei Erhebungszeitpunkte.

Tabelle 3.3 Beschreibung des Studienablaufs

Versuchsgruppe Gesamt $N = 362$	t1	Interventionszeitraum (zwei Monate)	t2	t3
EG1 R ($n = 101$)	O1 C1	X	O2 C2	O3 C3
EG2 R ($n = 80$)	O1 C1	X	O2 C2	O3 C3
AKG R ($n = 74$)	O1 C1	X	O2 C2	O3 C3
WKG R ($n = 107$)	O1 C1		O2 C2	O3 C3

Anmerkungen. R = Randomisierung, O = Observation, C = Speichel-Cortisol Erhebung (optional), X = Treatment, N = Anzahl der Teilnehmer:innen, die alle drei Erhebungen vollständig durchlaufen haben. t1 = vor der Intervention, t2 = direkt nach der Intervention, t3 = 3 Monate nach der Intervention

3.3.1 EG1 - 11 Minuten Yoga Nidra (Kurzform)

Für die Vorgängerstudie wurde erstmals diese 11-Minuten-Kurzform von Yoga Nidra entwickelt und erforscht (Moszeik, 2016). In der vorliegenden Arbeit wurde diese Audioaufnahme erneut verwendet, um die Wirksamkeit im Vergleich zur Langform mit 30 Minuten zu untersuchen. Im Vergleich zur Langform wurde wie folgt gekürzt (Moszeik, 2016):

> Die Wahrnehmung von Körper und Atem, der persönliche Vorsatz sowie die Beobachtung von Gedanken und Gefühlen wurden integriert. Dabei wurde die Wahrnehmung des Körpers auf die linke und rechte Körperseite beschränkt und nicht zusätzlich Vorder- und Rückseite mit den einzelnen Körperteilen angesprochen. Der Atem wurde für ca. 20 Sekunden beobachtet, in längeren Versionen wird er durchschnittlich zwei Minuten wahrgenommen. (S. 33)

Diese Kurzform ist, im Gegensatz zu weitergehenden Wahrnehmungsübungen und Visualisierungen, besonders für Personen mit wenig Erfahrungshintergrund geeignet. Die Teilnehmenden der EG1 erhielten während des Interventionszeitraums, alle zwei Wochen, eine Informationsemail mit Details zur Meditation. Dabei wurden u. a. Informationen zum persönlichen Vorsatz gegeben und die Rolle des Beobachtens erklärt (Anhang B, im elektronischen Zusatzmaterial).

3.3.2 EG2 - 30 Minuten Yoga Nidra (Langform)

Für die vorliegende Arbeit wurde, auf Basis der Grundlagen von Yoga Nidra und den Rückmeldungen von drei Testpersonen, eine 30 Minuten lange Audiodatei entwickelt, die ebenfalls von der Autorin besprochen und den Teilnehmenden der EG2 zur Verfügung gestellt wurde. Yoga Nidra wird vergleichsweise schnell gesprochen und es werden nur wenige Pausen gemacht, um dem Geist nicht die Möglichkeit zu geben, zu anderen Gedanken zu wandern. Dies ist oftmals sehr ungewohnt und auch teilweise unangenehm für Übende, die noch nicht mit Yoga Nidra vertraut sind. Besonders in der Originallänge ist dabei die Möglichkeit einzuschlafen oder abzuschweifen größer, da ein weitaus größerer Umfang an Informationen, mit gleichzeitig zügigem Rhythmus und direktiver Ansage, vorgegeben wird. Bsp.: „Du trägst die Wahrnehmung in schneller Folge von einem Körperteil zum anderen, ohne dich anzustrengen." Erst nach einiger Übung wird es dem Geist leichter fallen, tatsächlich zu entspannen, während die Wahrnehmung zu den einzelnen Körperteilen gelenkt wird. Auch bei den, in der Originallänge enthaltenen, Wahrnehmungsübungen zu gegensätzlichen Empfindungen kann es sein, dass die unterschiedlichsten Reaktionen auftauchen. Bsp.: „Der ganze Rumpf ist schwer wie Blei" als bildliche Verstärkung von Schwere, kann je nach Person hilfreich, neutral oder auch unangenehm wahrgenommen werden. Auch hier wechselt die Wahrnehmung schnell zwischen den Gegensätzen (z. B. Schwere und Leichtigkeit), um ein entspanntes Wahrnehmen und Wieder-Loslassen zu üben, sowie Bewertungen bzw. Prägungen bezüglich der Empfindungen auszugleichen. In dieser längeren Version von Yoga Nidra wird auch mehr Zeit für das Zählen der Atemzüge gegeben, jedoch zählt jede Person unterschiedlich schnell oder langsam. Trotz der direktiven Übungen wird Yoga Nidra so von den Teilnehmer:innen ganz unterschiedlich erlebt und vertieft. Wie bereits eingangs erläutert wurde, hat jede Version von Yoga Nidra einen etwas anderen Fokus an Visualisierungen bzw. Themen, wie z. B. mehr Atemübungen, mehr Zeit für die gegensätzlichen Empfindungen oder verstärkte Ansprache von mentalen Bildern. So beinhaltet die vorliegende 30-Minuten-Form eine Übung zur Wahrnehmung von Energiezentren oder auch Nervenbahnen entlang der Wirbelsäule, im Yoga *Chakras* (Sanskrit: छक्रस् „Rad") genannt. Dabei wird eine bestimmte Qualität, wie z. B. Sicherheit, Kreativität, Stärke oder Zufriedenheit angesprochen, die sich der/die Übende vorstellen und bildlich ausmalen kann. Durch das Beobachten aufkommender Reaktionen und dem Wiederholen der Übung kann auch hier Harmonie zwischen den Empfindungen verstärkt werden. Solche Vorstellungen sind ebenso wie die Körperwahrnehmung oder Atemübungen individuell und unterschiedlich, weshalb die Studie die subjektive Bewertung der Meditation sowie Persönlichkeitsmerkmale berücksichtigt. Für westliche Übende sind die Chakras auch vergleichbar mit Zentren des Nervensystems und dem medizinischen Begriff Plexus (Lateinisch für: Geflecht). Diese Zentren koordinieren Sinnesreize und bilden ein kanalartiges System, in dem

Energie geleitet wird (També, 2016, S. 172). Diese Bereiche können blockiert sein und mittels diverser Techniken ausgeglichen werden; dabei können die Chakras körperlich bei den endokrinen Drüsen bzw. Nervengeflechten verordnet werden. Eine kurze Übersicht der sieben Haupt-Chakras:

- *Muladhara Chakra* (Sanskrit: मुलधर „Wurzel Chakra“), am unteren Ende der Wirbelsäule; Bezug zu Nebennierendrüsen
- *Svadisthana Chakra* (Sanskrit: स्वदिस्थन „Eigene Wohnstätte“ oder auch „Sakral-/Sexual Chakra“), auf Höhe des Steißbeins, Unterbauch; Bezug zu Keimdrüsen
- *Manipura Chakra* (Sanskrit: मनिपुर „Juwel“ oder auch „Nabel Chakra“), auf Höhe des Bauchnabels; Bezug zu Bauchspeicheldrüse
- *Anahata Chakra* (Sanskrit: अनहत „Chakra des nicht angeschlagenen Tones“ oder auch „Herz Chakra“), auf Höhe des Brustraums; Bezug zu Thymusdrüse
- *Vishuddhi Chakra* (Sanskrit: विस्हुद्धि „Reinheit“ oder auch „Kehl Chakra“), auf Höhe der Kehle, im Halsraum; Bezug zu Schilddrüse
- *Ajna Chakra* (Sanskrit: अज्न „Kommando, Befehl“ oder auch „Stirn Chakra“), auf Höhe der Stirn, zwischen den Augenbrauen; Bezug zu Hirnanhangdrüse
- *Sahasrara Chakra* (Sanskrit: सहस्रर „Tausend Speichen“ oder auch „Kopfkronen Chakra“), an der Kopfkrone; Bezug zu Zirbeldrüse

Da sich die Chakras im Bereich der Wirbelsäule befinden, können sie auch über das Verständnis der Cerebrospinalflüssigkeit (Gehirn-Rückenmark) eingeordnet werden, die über Bewegung, Klang, Vibration in Schwingung gebracht und ausgeglichen werden kann. Yoga betrachtet dabei den Körper nie isoliert, sondern immer in Verbindung mit Gehirn und der emotionalen Ebene des Seins. Wie bereits erklärt, basiert eine Haupttechnik von Yoga Nidra auf *Nyasa*, dem Ansprechen der einzelnen Körperteile, und genauso kann das Wahrnehmen von gegensätzlichen Empfindungen, der Chakras oder Energiezentren verstanden werden.

3.3.3 AKG – 10 Minuten Musikintervention nach dem SOM-Programm

„Mit Musik haben wir ein Werkzeug an der Hand, mit dem sich unsere Stimmung positiv verändern lässt“ (També, 2016, S. 257). Für die aktive Kontrollgruppe der vorliegenden Studie wurde eine Musikintervention eingesetzt, welche sich an die Theorie von Yoga Nidra anlehnt und deshalb als besonders ähnlich eingestuft werden kann (També, 2016). Wie schon erläutert, gibt es jedoch teils sehr unterschiedliche Ansätze, um dem Zustand des Yoga Nidra bzw. des bewussten Schlafs, näher zu kommen als auch welche Effekte damit erreicht werden wollen (Abschnitt 2.2). Die 10-Minuten Musikintervention des SOM-Programms (Santulan OM Meditation) nach Shri Balaji També (2016) ist Teil eines Programms zur Erlangung von Balance durch Meditation, Körperübungen und heilsame Musik, sowie einer eigenen Interpretation von Yoga Nidra. Hintergrund der Musikintervention ist der Zusammenhang von Klang und Entspannung, und dadurch das Erreichen eines meditativen Zustands. Mögliche Effekte sind ein Anstieg an Zufriedenheit und ein Absinken von Anspannung und Angst (També, 2016). Auch També stellt heraus, dass die Anwendung keiner Vorerfahrung bedarf und helfen kann, tieferliegende Verspannungen zu lösen. Für die vorliegende Studie wurde der Teil des SOM-Programms ausgewählt, der am leichtesten zugänglich ist und dabei auf reiner Klangmelodie ohne Gesang (*Mantras*) basiert. Der Theorie nach bringt der Klang die Flüssigkeit im Körper in Schwingung und kann so Verspannung lösen und die Übenden in einen meditativen Zustand versetzen (També, 2016). Auch bezüglich Musik ist die persönliche Passung relevant und wird in den nachfolgenden Analysen berücksichtigt. Genau wie für Yoga Nidra, wird auch für die Musikintervention empfohlen, die Musik am frühen Nachmittag anzuhören. Stress soll durch die Musik verringert und der Geist klarer und entspannt sein; gleichzeitig soll der Schlaf positiv beeinflusst werden (També, 2016). Die Wirksamkeit von Musikinterventionen auf Stress, Schlaf und Wohlbefindens wurde bereits in diverser Forschung und mit verschiedenen Stichproben herausgestellt (Bloch et al., 2010; Harmat et al., 2008; Lai & Good, 2005; Su et al., 2012; Tan, 2004).

3.3.4 WKG – Wartekontrollgruppe

Wie bereits in der Vorgängerstudie (Moszeik, 2016), wird auch in dieser Arbeit eine Wartekontrollgruppe ohne Intervention in die Analysen mit einbezogen. Die Teilnehmenden dieser Gruppe konnten nach Abschluss der 3. Erhebung eine der drei Interventionen auswählen und nach weiteren zwei Monaten eine freiwillige Rückmeldung zu den persönlichen Erfahrungen geben. Insgesamt wählten von 35 Personen 16 die 11 Minuten Yoga Nidra Meditation, 11 Personen die 30 Minuten Yoga Nidra Meditation und acht Personen die 10 Minuten SOM Entspannungsmusik.

3.4 Messinstrumente

Bei der Erhebung der abhängigen Variablen ging es insbesondere darum, die Veränderungen innerhalb der vorangegangenen zwei Monate zu beurteilen. Dieser Zeitraum bezieht sich auch auf die Dauer der Intervention und soll ein möglichst stabiles Maß der einzelnen abhängigen Variablen abbilden. Soweit nicht anders vermerkt oder auf Grund der verwendeten Skala nicht explizit anders vorgegeben, beziehen sich somit alle Fragen und Items auf den Zeitraum der letzten zwei Monate. Die Darstellung der folgenden Skalen entspricht der Reihenfolge im Online-Fragebogen.

3.4.1 Stress

Um die subjektive Beurteilung von Stress und dessen Veränderung im Verlauf der Studie zu messen, wurde den Teilnehmenden an allen drei Erhebungen die Screening-Skala des Trierer Inventars zum chronischen Stress (SSCS, TICS; Schulz et al., 2004) vorgelegt. Die zwölf Items erfassen ein Globalmaß für Stress und können in ca. drei Minuten beantwortet werden (Bsp.-Item: „Erfahrung, dass alles zu viel ist, was ich zu tun habe"). Die Teilnehmenden konnten auf einer 5-stufigen Skala (1 = *nie* bis 5 = *sehr häufig*) beurteilen, wie oft sie die angesprochene Erfahrung in den vergangenen zwei Monaten gemacht bzw. Situation erlebt haben. Je höher der Wert, desto ausgeprägter der Stress. Die interne Konsistenz lag mit sehr guten Werten bei $\alpha = .91$ für alle drei Erhebungszeitpunkte. Die an der vorliegenden Studie teilnehmenden Personen berichteten über mittlere Stresslevels bei t1, die signifikant höher waren als die einer repräsentativen deutschen Stichprobe (Petrowski et al., 2012) mit t (2674) = -17.05, p <.0001. Petrowski et al. präsentieren auch eine konfirmatorische Faktoranalyse (CFA) zur Testung der psychometrischen Eigenschaften der Skala.

Speichel-Cortisol-Analysen: Die vorliegende Studie erweitert Befunde aus Online-Fragebogenstudien mit biologischen Daten in Form von Speichel-Cortisol-Messungen. Speichel-Cortisol-Analysen zur Erfassung eines biologischen Stressmarkers wurden anhand der Tagesprofile der Teilnehmenden durchgeführt. Hierbei wurden je fünf Speichelproben an zwei aufeinanderfolgenden Tagen ausgewertet:

- 1. Probe: sofort nach dem Erwachen
- 2. Probe: 30 Minuten nach dem Erwachen
- 3. Probe: 4 Stunden nach dem Erwachen

- 4. Probe: 9 Stunden nach dem Erwachen
- 5. Probe: 13 Stunden nach dem Erwachen / oder vor dem Schlafengehen, je nachdem, was früher geschieht

Für die Analyse der Cortisol-Entwicklung wurden zwei etablierte Werte verwendet: AUC steht dabei für *Area under the Curve* und bezieht sich auf den Gesamtoutput an Cortisol über die Messzeitpunkte. Die Berechnung der AUC ist ein häufig verwendetes Verfahren, um die Informationen wiederholter Messungen zusammenzufassen. Prüssner et al. (2003) empfehlen die Berechnung der *Area under the curve with respect to ground* (AUCg) und der *Area under the curve with respect to increase* (AUCi). AUCg bezieht die Gesamtmenge mit ein und wird in der vorliegenden Arbeit als Vergleichswert zwischen den Versuchsgruppen betrachtet, der die absolute Cortisol- Konzentration über die Zeit wiedergibt. Im Gegensatz dazu repräsentiert die AUCi die Dynamik und bestimmt nur den Output mit Berücksichtigung des Anstiegs des Cortisols. AUCi wird z. B. bei Stressprotokollen bzw. Stresstests verwendet (Fekedulegn et al., 2007; Engert et al., 2017; Trier Social Stress Test, Kirschbaum et al., 1993), die aber nicht Bestandteil der vorliegenden Studie sind. Die Gleichung zur Berechnung der AUCg der fünf Speichelproben eines Tages (S1-S5) wird gemessen in Zeitabständen in Minuten und lautet nach Pruessner et al. (2003):

(S2 + S1)/2*Zeitabstand1zu2 + (S3 + S2)/2* Zeitabstand2zu3 + (S4 + S3)/2*Zeitabstand3zu4 + (S5 + S4)/2* Zeitabstand4zu5

Die sogenannten *slopes* sind die Steigungen zwischen den Messzeitpunkten und stellen die zweite wichtige Variable zur Interpretation der Cortisol-Konzentration im Speichel dar. Sie ergänzen den AUCg Wert des Gesamt-Outputs an Cortisol, indem sie den Cortisol-Anstieg am Morgen bzw. die Steigung der „Aufwachreaktion" (Steigung zwischen 1. und 2. Messzeitpunkt) und das Absinken über den Tag (Steigung bzw. Absinken zwischen 1. und 5. Messzeitpunkt) erfassen. Für die jeweiligen Gleichungen werden festgelegte Zeiten gemessen in Stunden verwendet (0, 0.5, 4, 9, 13). Falls bei der Tagesabflachung (slope15) die Proben S3 und/oder S4 fehlten, wurde entsprechend interpoliert ($n = 22$): Abflachung von S1 zu S5 ohne S3 und S4 = Steigung (0, 13); Die mathematische Formel zur Steigung lautet:

$$b = \frac{\sum (x - \overline{x})(y - \overline{y})}{(x - \overline{x})^2}$$

x und y bilden die Stichprobenmittelwerte MITTELWERT (X_Werte) und MITTELWERT (Y_Werte). Durch die Formel wird die Steigung der Regressionsgeraden berechnet und entspricht dabei dem Quotienten aus den jeweiligen zwei Punkten der Geraden. Bei allen Formeln gilt: Jedes Maß für beide Tage wurde einzeln berechnet und dann gemittelt. Je steiler diese slopes ausfallen, umso stärker verändert sich das Level über den Tag bzw. zwischen den Messzeitpunkten. Wie bereits oben beschrieben, erhielten die Teilnehmenden ein Zeiterfassungsprotoll zur Abgabe der Speichelproben, da besonders die Aufwachreaktion abhängig vom Zeitintervall betrachtet werden muss. Fehlte die Zeitangabe, so wurde der Standardwert von 30 Minuten genommen ($n = 49$); wich der Wert so weit ab, dass die Abgabe früher als 15 oder später als 60 Minuten von der Vorgabe erfolgte, so wurde der Messzeitpunkt von der Analyse ausgeschlossen ($n = 40$). Daraufhin wurde der Mittelwert auf Basis des Tages berechnet, an dem ausreichend Proben zur richtigen Zeit abgegeben wurden. Wie wichtig die korrekte Speichelabgabe ist und wie schnell signifikante Abweichungen eine Rolle spielen können, zeigen auch Griefahn und Robens (2011). Es sei jedoch bereits hier darauf hingewiesen, dass die Erhebung von Cortisol Tagesprofil stark variiert, was Uhrzeit und Anzahl der Speichelmessungen anbelangt (vgl. Gonzalez-Mulé & Yuan, 2022). Rohleder et al. (2009) empfehlen dabei an 2–3 aufeinanderfolgenden Tagen mindestens drei und bestenfalls fünf Messungen pro Tage zu erheben, wobei Engert et al. (2018) sogar sieben Messungen pro Tag durchführten. Weiterhin wurden Proben von Personen ausgeschlossen, die zur selben Zeit Medikamente wie Glucocorticoide einnahmen, da diese den Cortisolwert direkt beeinflussen und so die Daten verfälschen können ($n = 6$). Auch andere Einflüsse können die Cortisol-Werte verzerren und werden hier der Vollständigkeit halber deskriptiv berichtet: Einnahme der Verhütungspille, Schmerzmittel wie Ibuprofen, Schwangerschaft, Entzündungswerte, akute Erkrankungen und sonstige Medikamente. Da sich diese Merkmale gleichmäßig über die vier Gruppen verteilten, wurden keine weiteren Personen von der Analyse ausgeschlossen.

Da es aktuell keine repräsentative deutsche Stichprobe zum Vergleich der Cortisol-Werte gibt, können diese nicht entsprechend in Bezug gestellt werden. Auch für die Interpretation der Werte von AUCg und slopes gibt es keine Standardwerte, vielmehr werden die Daten in Bezug auf Erhöhung oder Absinken betrachtet und speziell in Bezug zur erhobenen Stichprobe und den Versuchsgruppen analysiert. Außerdem gilt es zu beachten, dass die Tagesprofile in den Studien zu unterschiedlichen Uhrzeiten und Messwiederholungen erfasst wurden. Pruessner et al. (1999) weisen jedoch darauf hin, dass die CAR (Aufwachreaktion) im Allgemeinen positiv mit Stress zusammenhängt und dass Personen mit hoher Burnout Ausprägung niedrigere Gesamt-Cortisol-Werte zeigten, was auch mit einem verringerten Antrieb zusammenhängen könnte. Dies zeigt, dass ein Anstieg von Cortisol nicht per se schlecht sein muss. Weniger steile Tagesabflachungen hängen nach Pretscher et al. (2021) außerdem mit niedrigerem Wohlbefinden zusammen. In der vorliegenden Studie lagen die Mittelwerte der AUCgs zu t1 bei 438.50 nmol/min/l (SD = 101.98, n = 141), der CAR bei 0.261 nmol/h/l (SD = .363, n = 135) und der Tagesabflachung slopes bei -0.044 nmol/h/l (SD = .014, n = 141). Alle Cortisol-Werte wurden in der vorliegenden Studie log-transformiert, um Ausreißer zu berücksichtigen (vgl. Rohleder et al., 2009).

3.4.2 Wohlbefinden

Anschließend wurde den Teilnehmenden eine Zusammenstellung verschiedener Skalen zur möglichst differenzierten Erfassung des affektiven und kognitiven Wohlbefindens dargeboten.

Affekt Zunächst wurden die Trait-Items der deutschen Version des State-Trait Anxiety-Depression Inventory (STADI; Laux et al., 2013; Original von Spielberger et al., 1983) erfragt. Diese erfassen mit 20 Items nicht nur Angst und Depression, sondern differenzieren dabei auch Aufgeregtheit (Bsp.-Item: „Ich bin schnell angespannt") und Besorgnis (Bsp.-Item: „Ich male mir das Schlimmste aus") als affektive und kognitive Teilbereiche von Angst, sowie Euthymie (Bsp.-Item: „Ich bin lebenslustig") und Dysthymie (Bsp.-Item: „Ich bin niedergeschlagen") als Gegenspieler zur Erfassung von Depression. Die Teilnehmenden konnten auf einer 4-stufigen Skala (1 = *fast nie* bis 4 = *fast immer*) beurteilen, wie oft Sie in den vergangenen zwei Monaten ein bestimmtes Gefühl oder einen Gedanken gehabt haben. Die Bearbeitung der Skala dauert ca. 5–10 Minuten. Je höher der Wert, desto ausgeprägter die Angst bzw. Depressionsneigung. Die Werte für Euthymie wurden zur Erfassung des Depression-Gesamtwerts entsprechend rekodiert. Die interne Konsistenz der Skala Angst lag mit sehr guten Werten bei $\alpha = .91$ für t1 und t2 sowie $\alpha = .90$ für t3. Die interne Konsistenz der Skala Depression lag ebenfalls mit sehr guten Werten bei $\alpha = .92$ für alle drei Erhebungszeitpunkte. Die an der vorliegenden Studie teilnehmenden Personen berichteten über mittlere Angst- und Depressionswerte zu t1, die signifikant höher waren als die einer repräsentativen deutschen Stichprobe (Laux et al., 2013), für Angst mit t (3485) = -10.61, p <.0001, für Depression mit t (3485) = -5.01, p <.0001. Laux et al. präsentieren auch eine CFA, um die psychometrischen Eigenschaften der Skala zu testen.

Besorgnisneigung Da die differenzierte Betrachtung von affektivem und kognitivem Wohlbefinden ein zentrales Anliegen der vorliegenden Studie ist, wurde weiterhin die deutsche Version der Skala Rumination aus dem *Rumination-Reflection Questionnaire* vorgelegt (RRQ; König, 2012; Original von Trapnell & Campbell, 1999), um die Besorgnisneigung näher zu erfassen. Die 12 Items bezogen sich dabei auf Gedanken, die die Teilnehmenden *typischerweise* gehabt haben (Bsp.-Item: „Ich neige dazu, noch sehr lange über Dinge, die mir passiert sind, zu grübeln oder nachzudenken"). Die Teilnehmenden konnten auf einer 5-stufigen Skala (1 = *stimme überhaupt nicht zu* bis 5 = *stimme voll und ganz zu*) angeben, inwieweit sie den Aussagen zustimmen. Die Bearbeitung der Skala dauert ca. 5–10 Minuten. Je höher der Wert, desto ausgeprägter die Besorgnisneigung. Die interne Konsistenz lag mit sehr guten Werten bei $\alpha = .91$ für t1, $\alpha = .92$ für t2 und $\alpha = .93$ für t3. Die an der vorliegenden Studie teilnehmenden Personen berichteten über mittlere Ruminationswerte zu t1; ein Vergleich mit einer repräsentativen deutschen Stichprobe ist leider nicht möglich. Zum Zeitpunkt der Studie lagen außerdem noch keine Hinweise auf eine konfirmatorische Analyse der psychometrischen Eigenschaften der Skala vor.

Zufriedenheit Schließlich wurde als weitere kognitive Variable des Wohlbefindens die Lebenszufriedenheit mit der deutschen Version der *Satisfaction with Life Scale* (SWLS; Diener et al., 1985; deutsche Version von Schumacher, 2003) erhoben. Sie umfasst fünf Items, die Durchführung dauert ca. 1–2 Minuten. Die SWLS erfasst die allgemeine Lebenszufriedenheit als weitere kognitive Komponente des Wohlbefindens auf einer 7-stufigen Skala (1 = *trifft überhaupt nicht zu* bis 7 = *trifft vollständig zu*). Bsp.-Item: „Ich bin mit meinem Leben zufrieden". Hohe Werte entsprechen einer hohen Lebenszufriedenheit. Die interne Konsistenz lag mit sehr guten Werten bei $\alpha = .89$ für t1, $\alpha = .90$ für t2 und $\alpha = .91$ für t3. Die an der vorliegenden Studie teilnehmenden Personen berichteten über eine ausgeprägte Lebenszufriedenheit zu t1, die sich nicht signifikant von einer repräsentativen deutschen Stichprobe unterschied (Glaesmer et al., 2011), $t\,(2854) = .77$, $p = .44$. Glaesmer et al. präsentieren auch eine CFA zur Testung der psychometrischen Eigenschaften der Skala.

3.4.3 Schlafqualität

Zur Messung der Schlafqualität wurden die folgenden sechs Komponenten der deutschen Version des Pittsburgh Schlafqualitäts Index (PSQI; Buysse et al., 1989; deutsche Version von Riemann & Backhaus, 1996) eingesetzt: die subjektiv eingeschätzte Schlafqualität (1 Item), Schlaflatenz (2 Items), Schlafdauer (1

Item), Schlafstörungen (9 Items), Schlafmittelkonsum (1 Item) und Tagesmüdigkeit (2 Items). Die insgesamt 16 Items konnten in ca. 5–10 Minuten beantwortet werden. Vorangegangene Studien nutzten ebenfalls einzelne Komponenten der Skala und konnten diese erfolgreich untersuchen (z. B. Hülsheger et al., 2015). Die Teilnehmenden konnten ihre Schlafgewohnheiten auf einer 4-stufigen Skala (0–3) beurteilen. Dabei variierte die Formulierung der Antwortskala je nach Fragestellung:

- Wie lange hat es während der letzten vier Wochen gewöhnlich gedauert, bis Sie nachts eingeschlafen sind? (Komponente Schlaflatenz; Antwortskala 0 = *weniger als 15 Minuten* bis 3 = *mehr als 60 Minuten*)
- Wie oft haben Sie während der letzten vier Wochen schlecht geschlafen, weil Sie mitten in der Nacht oder früh morgens aufgewacht sind? (Komponente Schlafstörungen; Antwortskala 0 = *während der letzten vier Wochen gar nicht* bis 3 = *dreimal oder häufiger pro Woche*)
- Hatten Sie während der letzten vier Wochen Probleme, mit genügend Schwung die üblichen Alltagsaufgaben zu erledigen? (Komponente Tagesmüdigkeit; Antwortskala 0 = *keine Probleme* bis 3 = *große Probleme*)

Je höher der Wert, desto chronischer die Schlafstörungen. Die interne Konsistenz lag mit Werten bei $\alpha = .77$ für t1, $\alpha = .78$ für t2 und $\alpha = .76$ für t3 im akzeptablen Bereich. Der Fragebogen erfasst ein weiteres exploratives Item zur Schlafsituation, alleine oder mit Partner:in. Dazu gab über die Hälfte an, mit Partner:in im selben Bett zu schlafen (54.4 %). Ein Vergleich mit einer repräsentativen Stichprobe ist nicht möglich, da Buysse et al. keine Mittelwerte vergleichen, sondern nur Grenzwerte, die aus der Gesamtpunktzahl abgeleitet werden. Die vorliegende Version mit sechs Subskalen kann nicht mit diesen Grenznormen verglichen werden. Zhong et al. (2015) präsentieren eine CFA mit Tests der psychometrischen Eigenschaften und Dimensionalitäten der Skalen.

3.4.4 Achtsamkeit

Zusätzlich zu den oben genannten drei Hauptkriterien wurde die Ausprägung der Achtsamkeit über die deutsche Kurzversion des *Five-Facet Mindfulness Questionnaire* (FFMQ Baer et al., 2006; FFMQ-15 Baer et al., 2012; deutsche Version FFMQ-D von Michalak et al., 2016) erhoben. Die Items des FFMQ erfassen das Konstrukt Achtsamkeit besonders differenziert und teilen sich in folgende 5 Faktoren auf (je drei Items pro Subskala in der verwendeten Kurzform): Beobachten

(Bsp.-Item: „Wenn ich dusche oder bade, bin ich mir des Gefühls des Wassers auf meinem Körper bewusst.“), Beschreiben (Bsp.-Item: „Ich kann meine Gefühle gut in Worte fassen.“), mit Aufmerksamkeit handeln (Bsp.-Item: „Ich bin leicht abgelenkt.“ Negativ gepolt), Akzeptieren ohne Bewertung (Bsp.-Item: „Ich sage mir, dass ich nicht das fühlen sollte, was ich fühle.“ Negativ gepolt) und Nichtreaktivität (Bsp.-Item: „Wenn ich belastende Gedanken oder Vorstellungen habe, kann ich von diesen Abstand nehmen und bin mir der Gedanken oder Vorstellungen bewusst, ohne dass ich von ihnen überwältigt werde.“). Die Items konnten auf einer 5-stufigen Skala in ca. 5–10 Minuten beantwortet werden (1 = *fast nie* bis 5 = *fast immer*). Hohe Werte entsprechen einem hohen Maß an Achtsamkeit. Die interne Konsistenz der einzelnen Subskalen lag zwischen $\alpha = .67$ und $\alpha = .88$ im akzeptablen bis guten Bereich:

- Beobachten: $\alpha = .67$ für t1, $\alpha = .73$ für t2, $\alpha = .72$ für t3
- Beschreiben: $\alpha = .86$ für t1, $\alpha = .88$ für t2 und t3
- Mit Aufmerksamkeit Handeln: $\alpha = .69$ für t1 und t2, $\alpha = .74$ für t3
- Akzeptieren ohne Bewertung: $\alpha = .82$ für t1, $\alpha = .84$ für t2, $\alpha = .81$ für t3
- Nichtreaktivität: $\alpha = .84$ für t1 und t3, $\alpha = .87$ für t2

Bei der genauen Betrachtung der internen Konsistenzen ist die Zunahme im Verlauf der Messzeitpunkte auffallend. Diese Entwicklung kann ein möglicherweise gesteigertes Verständnis des Konzepts Achtsamkeit indizieren. Die an der vorliegenden Studie teilnehmenden Personen berichteten über mittlere Achtsamkeitswerte zu t1, ein Vergleich mit einer repräsentativen deutschen Stichprobe ist nicht möglich, da zum Zeitpunkt der Studie keine Vergleichsdaten vorlagen. Da die Facette Beobachten von Personen mit unterschiedlichem Ausmaß an Meditationserfahrung, im Vergleich vor und nach meditationsbasierten Interventionen, inhaltlich verschieden interpretiert werden kann, werden die fünf Facetten für die vorliegende Studie nicht zu einem Gesamt-Achtsamkeitswert gefasst, sondern einzeln betrachtet (Gu et al., 2016). Die Autor:innen empfehlen nach der konfirmatorischen Analyse, für die Interpretation die einzelnen Subskalen zu verwenden bzw. wenn ein Gesamtwert errechnet wird, die Subskala Beobachten auszuschließen. Dies ist darauf zurückzuführen, dass Erfahrung mit Meditation die Fähigkeit zu Beobachten signifikant beeinflussen kann und die Items dann unterschiedlich verstanden werden können. Wenig Erfahrene könnten so eher angeben, wieviel sie beobachten aber weniger in Bezug zu Achtsamkeit, sondern eher in Form von neutraler oder sogar negativer Wahrnehmung. „Dieser schöne Moment ist bald vorbei“ könne von Erfahrenen Meditierenden z. B. sogar positiv interpretiert werden, im Sinne einer „Reorientierung auf den jetzigen Moment“

(Gu et al., 2016, S. 9). Bereits Baer et al. (2006) weisen darauf hin, dass die Subskalen mit Meditationserfahrung unterschiedlich bewertet werden können. Sie bemerken, dass die einzelnen Facetten mit anderen psychologischen Konstrukten in Bezug gebracht können, um das Gesamtkonzept Achtsamkeit besser zu verstehen (Baer et al., 2006, S. 41):

- Beobachten und die positive Beziehung zu Offenheit für Erfahrungen
- Beschreiben und die positive Beziehung zu emotionaler Intelligenz und negative Beziehung zu Gefühlskälte (Alexithymie)
- Mit Aufmerksamkeit Handeln und die negative Beziehung zu dissoziativen Störungen (z. B. Abgestumpftheit, Depersonalisation) sowie geistiger Abwesenheit
- Akzeptieren ohne Bewertung und die negative Beziehung zu Schwierigkeiten mit Emotionsregulation und Gedankenunterdrückung
- Nichtreaktivität und die positive Beziehung zu „Selbstmitgefühl" (engl. self-compassion), als einfühlsames Verständnis gegenüber sich selbst und auch den eigenen Schwächen

3.4.5 Persönlichkeitsmerkmale

Zur Kontrolle des Einflusses von Persönlichkeitsmerkmalen auf die Effekte der jeweiligen Intervention und um Zusammenhänge zwischen persönlicher Passung und Meditation zu erfassen, wurde zu t1 die deutsche Kurzversion des *Big Five Inventory* (BFI; John et al., 1991; deutsche Version BFI-K von Rammstedt & John, 2005) erhoben. Die 21 Items können in ca. zwei Minuten beantwortet werden und teilen sich auf die fünf Faktoren der Persönlichkeit auf:

- Extraversion (4 Items), Bsp.-Item: „Ich bin eher der „stille Typ", wortkarg." negativ gepolt
- Verträglichkeit (4 Items), Bsp.-Item: „Ich kann mich schroff und abweisend anderen gegenüber verhalten." negativ gepolt
- Gewissenhaftigkeit (4 Items), Bsp.-Item: „Ich bin tüchtig und arbeite flott."
- Neurotizismus (4 Items), Bsp.-Item: „Ich werde leicht nervös und unsicher."
- Offenheit für Erfahrungen (5 Items), Bsp.-Item: „Ich habe nur wenig künstlerisches Interesse." negativ gepolt; wird auch als Intellekt bezeichnet und gilt als besonders heterogenes Merkmal (Rammstedt et al., 2012))

Die Items konnten auf einer 5-stufigen Skala (1 = *sehr unzutreffend* bis 5 = *sehr zutreffend*) beantwortet werden, hohe Werte entsprechen einem hohen Maß auf der jeweiligen Subskala. Die internen Konsistenzen lagen für Extraversion bei $\alpha = .81$ für und für Neurotizismus bei $\alpha = .75$ im guten bzw. akzeptablen Bereich. Auch die Skala Verträglichkeit war mit $\alpha = .68$ noch vertretbar, besonders wenn das Item „Ich schenke anderen leicht Vertrauen, glaube an das Gute im Menschen" herausgenommen wurde, stieg sie auf $\alpha = .72$. Offenheit für Erfahrungen mit $\alpha = .64$ und Gewissenhaftigkeit mit $\alpha = .61$ sollten jedoch mit Vorsicht betrachtet werden. Da in der vorliegenden Arbeit jedoch keine Einzelfallanalysen geprüft werden, können die Konsistenzen ab .60 als ausreichend betrachtet werden. Eine Überprüfung der Korrelationen der einzelnen Items ergab signifikante Zusammenhänge in der korrekten Richtung. Somit können die Skalen trotzdem verwendet werden, die möglichen Einschränkungen der niedrigen Konsistenzen werden im nachfolgenden Abschnitt diskutiert. Die an der vorliegenden Studie teilnehmenden Personen unterscheiden sich nicht signifikant von einer repräsentativen deutschen Stichprobe (Rammstedt & John, 2005), für Extraversion, $t\ (726) = -0.29$, $p = .78$, Neurotizismus, $t\ (726) = 0.66$, $p = .51$ und Offenheit für Erfahrungen, $t\ (726) = 1.50$, $p = .13$. Für Verträglichkeit und Gewissenhaftigkeit unterschieden sich die Werte dahingehend signifikant, dass die an der vorliegenden Studie teilnehmenden Personen verträglicher, $t\ (726) = 3.62$, $p < .0001$ und gewissenhafter, $t\ (726) = 6.02$, $p < .0001$, waren. Rammstedt und John (2005) präsentieren auch eine CFA zur Testung der psychometrischen Eigenschaften der Skala.

3.4.6 Vorerfahrung mit Achtsamkeit und/oder Meditation

Baer et al. (2006) machten bereits darauf aufmerksam, wie wichtig eine Berücksichtigung der Vorerfahrung als Kontrollvariable z. B. zur Analyse der Achtsamkeitswerte ist. Deshalb wurden alle Teilnehmenden zu allen drei Erhebungszeitpunkten nach ihrer Erfahrung mit Achtsamkeitsübungen oder Meditation gefragt, zu t1 bezogen auf die Vorerfahrung, zu t2 und t3 auf die Zeit während der Teilnahme an der Studie (jeweils 1 = *keine,* 5 = *sehr viel*). Zu t1 zeigten die Teilnehmenden der Studie mittlere Erfahrungswerte mit Achtsamkeit und/oder Meditation ($M = 3.11$, $SD = 1.10$; $N = 337$). Zu t2 gaben die Teilnehmenden in den drei Gruppen mit Intervention an, inwieweit sie weitere Meditationen parallel zur Intervention durchführten ($M = 2.15$, $SD = 1.25$; $N = 176$). Auch die Teilnehmenden in der WKG gaben an, Meditationen parallel zur Teilnahme an der Studie durchzuführen ($M = 2.60$, $SD = 1.27$, $N = 92$). Schließlich wurden die Teilnehmenden zu t3 gefragt, ob sie die Intervention weiterhin durchführten ($M = 2.35$, $SD = 1.23$; $N = 150$) und die Frage nach Meditationsdurchführung für die WKG parallel zur Studienteilnahme wiederholt ($M = 2.43$, $SD = 1.33$; $N = 80$). Diese Informationen werden als Kontrollvariablen für die Effekte der Interventionen berücksichtigt.

3.4.7 Häufigkeit der Durchführung der Meditation

Zu t2 wurden die Teilnehmenden der Interventionsgruppen gefragt, ob sie es generell geschafft haben, eine Regelmäßigkeit bei der Durchführung der Meditation in ihrem Alltag zu finden (1 = *überhaupt nicht,* 5 = *voll und ganz*) und wie häufig sie die Meditation während den zwei Monaten tatsächlich durchführten. Von den 176 Teilnehmenden in den drei Interventionsgruppen konnten 71 (40.3 %) eher oder voll und ganz eine Regelmäßigkeit entwickeln, 47 (26.7 %) teilweise und 58 (33 %) eher oder überhaupt nicht. Sieben Personen (4 %) gaben an, die Meditation an allen 57 Tagen durchgeführt zu haben, 52 Personen (29.7 %) an 39–56 Tagen, 83 (47.4 %) an 9–38 Tagen und 24 (13.7 %) an 2–8 Tagen. Fünf Personen (2.9 %) führten die Meditation lediglich einmal durch, vier Personen aus den Interventionsgruppen (1.1 %) führten die Mediation überhaupt nicht durch. Auf Grund der reinen Intention die Intervention durchzuführen, werden diese Personen für die Analysen trotzdem in den Gruppen behalten.

Zu t3 wurde außerdem gefragt, ob die Übung auch nach dem offiziellen Durchführungszeitraum weiter angewendet wurde (1 = *ja, fast jeden Tag,* 6 = *nein, nicht mehr*). Über die Hälfte aller Teilnehmenden (57.1 %) nutzen die Übung weiter, davon gaben vier Personen (2.7 %) an, die Meditation fast jeden Tag weiter anzuwenden, 17 Personen (11.6 %) mehrmals pro Woche, 25 Personen (17 %) mehrmals im Monat und 38 Personen (25.8 %) einmal oder weniger als einmal pro Monat. 63 Personen (42.9 %) nutzten die Meditation nach dem offiziellen Durchführungszeitraum nicht weiter.

3.4.8 Subjektive Bewertung

Weiter wurden zu t3 sieben Fragen zur subjektiven Bewertung der Intervention gestellt und diese in Zusammenhang mit den Effekten der Meditation gesetzt:

- Ich habe die Übung genossen.
- Ich empfand das Informations-Video als hilfreich.

- Ich empfand die vertiefenden Informations-Emails hilfreich.
- Ich habe die Übung als einfach empfunden.
- Ich würde die Übung gerne weiter machen.
- Mich würden ähnliche Übungen auch interessieren.
- Ich würde auch gerne eine längere Version der Übung kennenlernen.

Diese Items konnten auf einer 5-stufigen Skala (1 = *trifft überhaupt nicht zu* bis 5 = *trifft vollständig zu*) beantwortet werden, hohe Werte entsprechen einer positiven Bewertung der Intervention. Die Skala wurde in Anlehnung an Manthey et al. (2016) sowie Proyer et al. (2015) entwickelt und bereits in der Vorgängerstudie angewendet (Moszeik, 2016). Die interne Konsistenz lag mit $\alpha = .77$ im akzeptablen Bereich.

3.4.9 Weitere explorative Analysen

Folgende Items wurden zusätzlich innerhalb der Interventionsgruppen zu t2 erhoben, um interessante explorative Einblicke in mögliche Zusammenhänge zu erhalten:

- Zu welcher Tageszeit haben Sie die Übung am liebsten durchgeführt?
  (37.6 % abends, 31.2 % nachmittags, 17.6 % morgens, 9.4 % mittags, 4.1 % nachts, $N = 170$)
- An welchen Wochentagen haben Sie die Übung am häufigsten durchgeführt?
  (öfter unter der Woche als am Wochenende)
- Wann haben Sie die Übung im zugeteilten Zeitraum am häufigsten durchgeführt?
  (eher zum Anfang, dann absteigend bis zum Ende des Interventionszeitraums)
- Haben Sie die Übung im Liegen durchgeführt?
  (59.7 % immer, 20.5.% meistens, 8.5 % nie, 7.4 % teils/teils, 4.0 % selten, $N = 176$)

Außerdem wurden die Teilnehmenden in der WKG zu t2 und t3 gefragt, ob sie sich durch die bisherige Teilnahme an der Studie mehr mit dem Thema Achtsamkeit befasst haben (1 = *gar nicht,* 4 = *sehr*). Zu t2 lag der Mittelwert bei M = 2.30 (SD = 0.90), zu t3 bei M = 2.41 (SD = 0.90).

3.4.10 Qualitative Daten

Zu t2 und t3 hatten die Teilnehmenden die Möglichkeit offene Rückmeldungen anzugeben. Diese werden im Anschluss an die quantitativen Analysen für die Ergebnisinterpretation berücksichtigt. Von den Teilnehmenden der drei Interventionsgruppen nutzten 95 Personen zu t2 und 49 Personen zu t3 diese Möglichkeit der Rückmeldung. Über die offene Frage hinaus wurden sie gebeten, jeweils in einem Wort den Haupteffekt und das Haupthindernis während der Zeit mit der Meditation zu benennen. Die Antworten sind in im Abschnitt *Explorative Ergebnisse* dargestellt.

3.5 Statistische Analysen zur Hypothesentestung

Die statistischen Analysen erfolgten mittels der Software IBM SPSS Statistics 24.0. und der Software Onyx (von Oertzen et al., 2015). Da es sich in der vorliegenden Arbeit um gerichtete Hypothesen handelt, wird der *p*-Wert einseitig berichtet. Effektstärken werden mittels Cohen's *d* präsentiert, wobei diese nach Cohen (2009) wie folgt eingeteilt sind:

- kleine Effekte ab 0.20
- mittlere Effekte ab 0.50
- große Effekte ab 0.80

Alle kontinuierlichen Variablen wurden mittels Histogrammen auf Normalverteilung und Ausreißer überprüft. Auf Grund der hinreichend großen Stichprobe konnte nach Annahme der Normalverteilung und Homogenität der Fehlervarianzen gerechnet werden (Bortz & Schuster, 2010). Pretest-Unterschiede werden mittels Likelihood-Ratio Test innerhalb Onyx berücksichtigt. Dabei wurden die Mittelwerte zwischen jeweils zwei Gruppen miteinander verglichen und signifikante Unterschiede für die nachfolgenden Analysen berücksichtigt. Somit konnte sichergestellt werden, dass der Anteil von Fehlervarianz reduziert und tatsächliche Unterschiede zwischen den Gruppen aufgedeckt werden. Negativ kodierte Items wurden entsprechend invertiert. Deskriptive und explorative Analysen werden präsentiert, zentrale Zusammenhänge mittels Korrelationsanalysen dargestellt und relevante Kontrollvariablen berücksichtigt.

3.5.1 Varianzanalysen mit Messwiederholung

Die Berechnungen der Daten aller drei Erhebungszeitpunkte und aller Teilnehmer:innen, die zu mindestens einem Zeitpunkt Daten abgegeben hatten, wurden mittels einem varianzanalytischen Messwiederholungsplan durchgeführt (Hypothesen 1–2). Dieser wurde innerhalb eines Strukturgleichungsmodells (SEM) angelegt, um die Daten mit Full Information Maximum Likelihood (FIML) analysieren und so fehlende Daten bestmöglich berücksichtigen zu können. Das SEM ist beispielhaft für die Variable Stress, im Vergleich zwischen EG1 (Gruppencode „4") und EG2 (Gruppencode „5") in Abbildung 3.1 dargestellt. Es wurden dabei abwechselnd zwei der vier Gruppen miteinander verglichen und eine mehrstufige Struktur für die wiederholten Messungen erstellt. Dieses Modell kann als ANOVA-Modell angesehen werden, das in einem SEM implementiert ist. Die entsprechende Strukturgleichung für den i-ten Zeitpunkt der Gruppe g ist gegeben durch

$$
\begin{aligned}
X_{g,i} = \beta + \beta_{t1\to t2}Z_1 + \beta_{t2\to t3}Z_2 + \beta_{treat}Tr + \beta_{treat\times t1\to t2}Z_1 \cdot Tr \\
+ \beta_{treat\times t2\to t3}Z_2 \cdot Tr + Y_g + \varepsilon_{g,i}
\end{aligned}
$$

wobei alle β feste Effekte sind, Yg ist ein gruppenabhängiger Zufallseffekt, und die Residuen ε sind unabhängig voneinander normalverteilt mit unterschiedlichen Varianzen. Der Parameter β ist der Mittelwert, $\beta_{t1\to t2}$ ist der Haupteffekt der Interventionsperiode, $\beta_{t2\to t3}$ ist der Haupteffekt des follow-ups zusätzlich zur Interventionsperiode. β_{treat} ist der Haupteffekt in der entsprechenden Interventionsgruppe, $\beta_{treat\times t1\to t2}$ und $\beta_{treat\times t2\to t3}$ sind die beiden Interaktionseffekte. Z_1 und Z_2 sind Indikatorvariablen, die nach t2 bzw. t3 den Wert 1 annehmen. Der Interaktionseffekt $\beta_{treat\times t1\to t2}$, der beschreibt, wie viel mehr die Interventionsgruppe von der Interventionsphase im Vergleich zur Kontrollgruppe profitiert, ist entscheidend für die Prüfung der Wirkung der Interventionen. Es wird theoretisch angenommen, dass fehlende Werte überwiegend zufällig zustande kommen (im Folgenden abgekürzt mit: MAR, missing at random), d. h. das Fehlen selbst kann aus den verfügbaren Variablen und den von den Daten unabhängigen Komponenten vorhergesagt werden; dies ist wahrscheinlich der Fall, da die abhängigen Variablen korreliert sind und immer mindestens eine verfügbar ist. Bei fehlenden Werten, die auf MAR basieren, sind die FIML-Schätzungen nicht beeinflusst, sodass davon ausgegangen werden kann, dass die FIML-Schätzungen in der aktuellen Situation nur minimal verzerrt sind. Im Modell sind die sechs Mittelwerte als Hauptmitte£lwert dargestellt, die Haupteffekte für die jeweilige Interventionsgruppe, den Zeitraum von t1 bis t2 und den Zeitraum von t2 bis t3 sowie beide Interaktionseffekte, d. h. t1 zu t2 x Gruppe und t2 zu t3 x Gruppe.

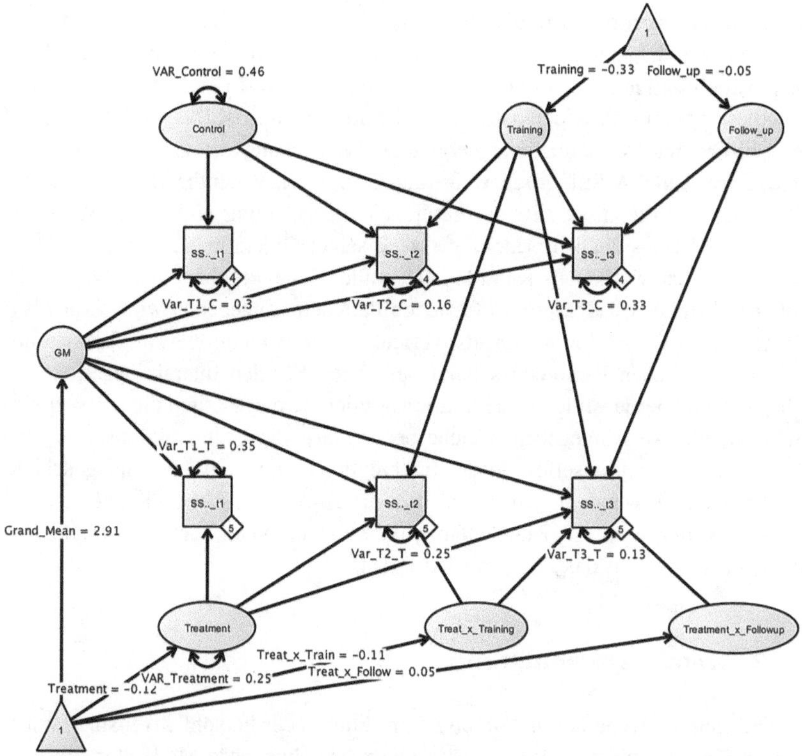

Abbildung 3.1 SEM als erweitertes ANOVA-Design zur Analyse der Daten mit Full Information Maximum Likelihood (FIML). Die latenten Variablen „Treatment", „Training" und „follow-up" beschreiben die Haupteffekte; „Treat x Training" und „Treatment x Follow-up" beschreiben die Interaktionseffekte. Die Variable „Treatment" hat eine Restvarianz, um die gemeinsame Varianz der Interventionsgruppe zu modellieren. Eine analoge Variable „Control" liefert die gemeinsame Varianz der Vergleichsgruppe; Diese Variable hat keinen Mittelwert, so dass der Mittelwert der Intervention den zusätzlichen Effekt der Intervention zusätzlich zum Grand mean liefert, der in der latenten Variable „GM" dargestellt ist. Alle Residuen zwischen Gruppen und Messzeitpunkten dürfen unterschiedlich sein

Für jeden Parameter wird die a-posteriori-Wahrscheinlichkeit angegeben, dass der wahre Effekt auf einer der beiden Seiten von Null liegt, unter der Annahme eines flachen (bzw. diffusen) Prior. Das heißt, es wird davon ausgegangen, dass vor dem Berechnen der Daten jeder Parameterwert gleich wahrscheinlich ist. Mit anderen Worten, es sind keine vorherigen Informationen im Schätzprozess enthalten. Asymptotisch stimmt die Wahrscheinlichkeit, dass der Parameter im Vergleich zur Schätzung auf der anderen Seite von Null liegt, mit dem p-Wert für einen einseitigen Test in einem Likelihood Ratio-Test (LRT) gegen die Nullhypothese überein, dass der betreffende Parameter Null ist.Das LRT basiert auf der Chi-Quadrat-Verteilung und vergleicht die Wirkung der Gruppen in einem Modell im ANOVA-Stil. Auch wenn auf Grund der Vorstudie (Moszeik et al., 2020) bereits Ergebnisse zu einer ähnlichen Fragestellung vorhanden waren, ist die Auswahl eines flachen priors auf Grund seiner Objektivität sinnvoll.

Effektgrößen werden als Konfidenzintervalle (CI) angegeben, wobei zusätzlich Cohen's *d* (relative Effektgröße) für jeden Parameter angegeben wird. Cohen's *d* der einzelnen Parameter wurde als Verhältnis der Effektgröße zur Standardabweichung für jeden Parameter separat berechnet. Für den Interaktionseffekt des follow-up und der jeweiligen Interventionsgruppe wird zusätzlich die a-posteriori-Wahrscheinlichkeit angegeben, welche besagt, dass dieser Interaktionseffekt den erwarteten Interventionseffekt in der Interventionsgruppe aufhebt; dies geschieht ebenso unter Verwendung einer flachen a-priori-Verteilung des Parameters. Mit anderen Worten wird die Wahrscheinlichkeit angenommen, dass die abhängigen Variablen wieder auf das Pretestniveau fallen.

3.5.2 Moderatoranalysen

Zur Prüfung der Hypothesen 3a-b und dem Einfluss der Persönlichkeitsmerkmale, werden Korrelationsmodelle innerhalb Onyx gerechnet. Als Moderator gilt eine Variable, die den Zusammenhang zwischen der unabhängigen und abhängigen Variablen signifikant beeinflusst. Es werden Differenzwerte zwischen den Werten zu t1 und t2 gebildet und vorliegende Zusammenhänge durch den Einfluss des entsprechenden Moderators getestet. Die Moderatorvariable wurde vorbereitend zentriert, um Multikollinearität zu verhindern (Field, 2013). Das Modell ist beispielhaft für Extraversion als Moderator (BF..E_M) in Abbildung 3.2 dargestellt.

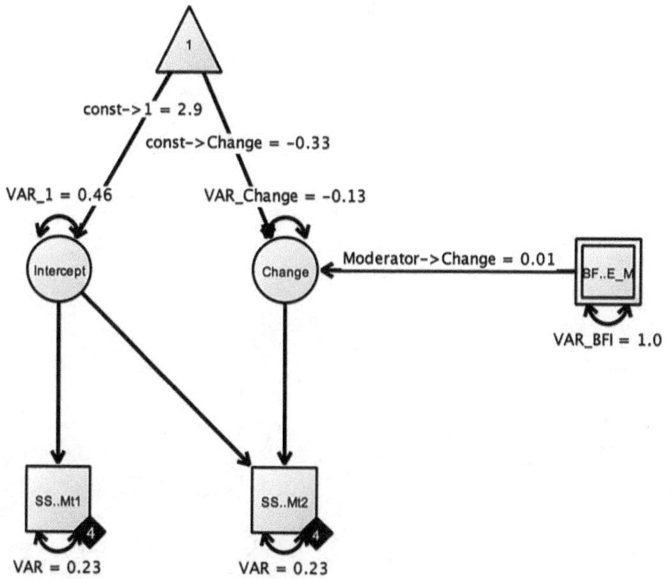

Abbildung 3.2 SEM als Korrelationsmodell zur Analyse der Daten mit Full Information Maximum Likelihood (FIML). Das SEM stellt eine Korrelationsanalyse für die Moderator Hypothesen, hier beispielhaft für Gruppe „4“ = EG1, dar; Die latenten Variablen „Intercept“ und „Change“ beschreiben die Haupteffekte; „Moderator -> Change“ beschreibt den Interaktionseffekt in Bezug zu den Differenzwerten von t2 zu t1. Die Moderatorvariable wurde für die Berechnungen zentriert

Ergebnisse 4

Die Effekte der beiden Yoga Nidra Meditationen im Vergleich zur AKG und WKG werden in den folgenden Analysen genau berechnet. Die Auswertung der Online-Fragebögen und die Wirkung der Meditation durch die Speichel-Cortisol-Analysen abgesichert sowie die Persönlichkeitsausprägungen als möglicher moderierender Einfluss betrachtet. Alle Personen mit Werten zu mindestens einem Messzeitpunkt werden in die Analysen miteinbezogen. Weiter werden diverse Kontrollvariablen sowie Geschlecht und Alter als Einflussgrößen für die Wirksamkeit der Interventionen geprüft (Abschnitt 4.2.6). Außerdem wurde zu t2 eine Kontrollfrage zur ehrlichen Beantwortung der Fragen gestellt (1 = *trifft überhaupt nicht zu*, 5 = *trifft vollständig zu*). Der Mittelwert lag bei $M = 4.95$ ($SD = 0.26$, range 3–5).

4.1 Korrelationen

Tabelle 4.1 zeigt relevante Korrelationen zwischen den abhängigen Variablen und Persönlichkeitsmerkmalen sowie der Vorerfahrung der Teilnehmer:innen mit Meditation. Neben erwartbaren Zusammenhängen zwischen Persönlichkeitsmerkmalen und den Kriterien von Stress, Schlaf und Wohlbefinden zeigten sich auch interessante unerwartete Korrelationen, wie z. B. zwischen Extravertiertheit und einem Absinken von Schlafstörungen aber einem weniger steilen Absinken von Cortisol zum Abend hin. Außerdem hing die Gesamtkonzentration des Cortisols (AUCg) wie erwartet signifikant mit dem Anstieg von Cortisol am Morgen (Cortisol awakening response, CAR) zusammen und zeigte mit der Abflachung zum

E. N. Moszeik, *Die Wirkung von Yoga Nidra Meditation auf emotionale, kognitive und biologische Faktoren des Wohlbefindens*,
https://doi.org/10.1007/978-3-658-50326-0_4

Tabelle 4.1 Korrelationen zwischen Persönlichkeitsmerkmalen und Variablen des Wohlbefindens zu t1

	BFI E	BFI V	BFI G	BFI N	BFI O	SSCS	Angst	Depres-sion	Rumina-tion	SWLS	FFMQ	PSQI	AUCg	CAR	slope 15	Vorer-fahrung
BFI E	1	.178**	.300**	–.296**	.184**	–.206**	–.221**	–.427**	–.291**	.325**	.342**	–.156**	–.046	.112	.211*	.144**
BFI V		1	.043	–.206**	.070	–.167**	–.257**	–.226**	–.234**	.218**	.218**	–.098	.012	.031	–.001	.117*
BFI G			1	–.179**	.172**	–.212**	–.120*	–.287**	–.155**	.263**	.275**	–.152**	–.126	.096	.034	.129*
BFI N				1	–.012	.660**	.710**	.597**	.650**	–.369**	–.559**	.388**	–.014	–.114	–.003	–.079
BFI O					1	–.016	–.085	–.135*	–.038	.078	.290**	–.013	–.036	–.077	.145	.201**
SSCS						1	.780**	.659**	.554**	–.426**	–.531**	.475**	.046	–.005	–.005	–.073
Angst							1	.677**	.634**	–.436**	–.604**	.407**	–.003	–.004	.020	–.127*
Depres-sion								1	.496**	–.592**	–.565**	.418**	.049	–.016	.005	–.100
Rumi-nation									1	–.433**	–.298**	.356**	–.006	.090	.048	–.118*
SWLS	.									1	.429**	–.275**	–.081	.004	–.090	.080
FFMQ											1	–.349**	–.052	.028	.022	.233**
PSQI												1	–.016	.005	.024	–.114*
AUCg													1	.246**	.057	–.033
CAR														1	.457**	–.055
slope15															1	–.109
Vorer-fahrung																1

Anmerkungen. $N = 337$ (außer für AUCg und slope15: $n = 141$, CAR: $n = 135$); BFI E = Extraversion, BFI V = Verträglichkeit, BFI G = Gewissenhaftigkeit, BFI N = Neurotizismus, BFI O = Offenheit für Erfahrungen, SSCS = Stress, SWLS = Lebenszufriedenheit, FFMQ = Achtsamkeit, PSQI = Schlafstörungen), AUCg = Cortisol-Output, CAR = Steigung der Aufwachreaktion, slope15 = Absinken Cortisol über den Tag, 15 steht dabei für die Berücksichtigung aller fünf Messungen pro Tag; $^{*}p < .05$, $^{**}p < .01$ (2-seitig)

Abend hin wie erwartet einen sehr kleinen Wert (slope15). Eine zusätzliche interessante Korrelation zeigte sich für den Zusammenhang von AUCg und ob allein oder mit Partner:in in einem Bett geschlafen wurde. Dabei sank das Gesamt-Cortisol, wenn mit Partner:in in einem Bett geschlafen wurde (r = −.214*). Diese spezielle Korrelation ist explorativer Natur und wird nicht ausführlicher in Tabelle 4.1 dargestellt.

4.2 Effekte von Yoga Nidra

Zunächst werden die deskriptiven Daten der vier Gruppen präsentiert und anschließend die Hypothesentests in Form von Varianzanalysen sowie Moderator Analysen innerhalb von Strukturgleichungsmodellen gerechnet. Anschließend folgen die explorativen und qualitativen Ergebnisse.

4.2.1 Deskriptive Daten

Zur Überprüfung der Hypothesen 1 und 2 zeigen die folgenden deskriptiven Analysen einen Überblick zur Veränderung der Mittelwerte in allen vier Gruppen über alle drei Erhebungszeitpunkte (Tabelle 4.2).

Tabelle 4.2 Deskriptive Kennwerte der abhängigen Variablen innerhalb der vier Gruppen

	t1 M(SD)	*t2 M(SD)*	*t3 M(SD)*
Stress	$n = 337$	$n = 265$	$n = 229$
EG1	2.89(0.84)	2.57(0.76)	2.59(0.81)
EG2	2.83(0.73)	2.36(0.64)	2.37(0.56)
AKG	2.79(0.76)	2.54(0.58)	2.56(0.62)
WKG	2.73(0.80)	2.64(0.75)	2.54(0.70)
Angst	$n = 337$	$n = 265$	$n = 229$
EG1	2.26(0.69)	2.02(0.64)	2.00(0.64)
EG2	2.11(0.54)	1.92(0.49)	1.90(0.42)
AKG	2.13(0.54)	2.01(0.54)	2.09(0.58)
WKG	2.14(0.64)	2.11(0.65)	2.06(0.57)

(Fortsetzung)

Tabelle 4.2 (Fortsetzung)

	t1 M(SD)	*t2 M(SD)*	*t3 M(SD)*
Aufgeregtheit	*n* = 337	*n* = 265	*n* = 229
EG1	2.37(0.70)	2.15(0.70)	2.15(0.74)
EG2	2.21(0.56)	1.99(0.53)	2.02(0.44)
AKG	2.28(0.64)	2.16(0.61)	2.26(0.62)
WKG	2.30(0.71)	2.24(0.67)	2.21(0.64)
Besorgnis	*n* = 337	*n* = 265	*n* = 229
EG1	2.14(0.81)	1.90(0.68)	1.86(0.74)
EG2	2.01(0.62)	1.85(0.64)	1.78(0.52)
AKG	1.98(0.61)	1.87(0.58)	1.92(0.65)
WKG	1.99(0.72)	1.97(0.74)	1.92(0.60)
Depression	*n* = 337	*n* = 265	*n* = 229
EG1	2.15(0.62)	2.00(0.65)	2.03(0.67)
EG2	2.04(0.56)	1.90(0.47)	1.92(0.42)
AKG	2.02(0.58)	2.06(0.64)	2.07(0.67)
WKG	1.98(0.56)	1.99(0.62)	2.01(0.59)
Euthymie	*n* = 337	*n* = 265	*n* = 229
EG1	2.61(0.68)	2.79(0.75)	2.70(0.76)
EG2	2.77(0.72)	2.82(0.61)	2.79(0.59)
AKG	2.70(0.70)	2.62(0.79)	2.63(0.81)
WKG	2.79(0.64)	2.80(0.69)	2.74(0.67)
Dysthymie	*n* = 337	*n* = 265	*n* = 229
EG1	1.92(0.66)	1.79(0.63)	1.75(0.66)
EG2	1.85(0.55)	1.62(0.47)	1.62(0.42)
AKG	1.75(0.62)	1.74(0.60)	1.76(0.62)
WKG	1.74(0.61)	1.77(0.65)	1.75(0.61)
Rumination	*n* = 337	*n* = 265	*n* = 229
EG1	3.30(0.77)	3.08(0.75)	2.95(0.82)
EG2	3.31(0.72)	3.04(0.77)	2.85(0.82)
AKG	3.19(0.89)	3.09(0.85)	2.94(0.83)
WKG	3.14(0.84)	3.20(0.92)	3.10(0.84)
Lebenszufriedenheit	*n* = 337	*n* = 265	*n* = 229
EG1	4.91(1.24)	5.08(1.26)	5.26(1.21)
EG2	5.00(1.12)	5.19(1.10)	5.20(1.08)

(Fortsetzung)

Tabelle 4.2 (Fortsetzung)

	t1 M(SD)	*t2 M(SD)*	*t3 M(SD)*
AKG	4.68(1.33)	4.85(1.27)	4.76(1.27)
WKG	5.04(1.12)	4.92(1.10)	4.98(1.15)
Schlafstörungen	$n = 335$	$n = 265$	$n = 229$
EG1	0.85(0.41)	0.77(0.40)	0.73(0.41)
EG2	0.84(0.39)	0.70(0.39)	0.71(0.33)
AKG	0.82(0.43)	0.77(0.40)	0.75(0.44)
WKG	0.73(0.40)	0.74(0.41)	0.71(0.37)
Beobachten	$n = 337$	$n = 265$	$n = 229$
EG1	3.51(0.87)	3.62(0.94)	3.61(0.83)
EG2	3.65(0.75)	3.98(0.68)	3.92(0.68)
AKG	3.55(0.83)	3.73(0.85)	3.59(0.94)
WKG	3.45(0.87)	3.56(0.88)	3.61(0.85)
Nichtreaktivität	$n = 337$	$n = 265$	$n = 229$
EG1	2.84(0.91)	3.22(0.95)	3.15(0.97)
EG2	2.81(0.89)	2.98(1.02)	3.12(0.89)
AKG	2.87(0.93)	3.01(0.86)	3.16(0.78)
WKG	2.87(0.92)	2.95(0.98)	3.03(0.96)
Beschreiben	$n = 337$	$n = 265$	$n = 229$
EG1	3.58(0.96)	3.72(1.00)	3.75(1.01)
EG2	3.84(0.96)	4.02(0.83)	3.90(0.81)
AKG	3.54(1.01)	3.71(0.94)	3.65(0.98)
WKG	3.55(0.93)	3.75(0.96)	3.69(0.97)
Akzeptieren ohne Bewertung	$n = 337$	$n = 265$	$n = 229$
EG1	3.75(1.01)	3.98(1.01)	4.03(0.98)
EG2	4.02(0.88)	4.19(0.88)	4.24(0.73)
AKG	3.90(0.86)	4.06(0.83)	4.13(0.78)
WKG	4.00(0.91)	4.00(0.91)	4.08(0.84)
Mit Aufmerksamkeit Handeln	$n = 337$	$n = 265$	$n = 229$
EG1	3.09(0.82)	3.22(0.77)	3.35(0.91)
EG2	3.27(0.73)	3.57(0.76)	3.46(0.72)
AKG	3.24(0.75)	3.41(0.70)	3.43(0.76)
WKG	3.18(0.82)	3.40(0.84)	3.40(0.81)
Cortisol Gesamt-Output	$n = 141$	$n = 127$	$n = 112$

(Fortsetzung)

Tabelle 4.2 (Fortsetzung)

	t1 M(SD)	*t2 M(SD)*	*t3 M(SD)*
EG1	423.35(115.57)	464.53(88.33)	454.38(77.00)
EG2	459.45(102.79)	452.68(89.44)	451.82(88.33)
AKG	443.25(86.62)	458.56(106.36)	456.60(70.83)
WKG	431.51(97.58)	469.69(101.10)	466.51(99.57)
Cortisol Aufwachreaktion	$n = 135$	$n = 123$	$n = 105$
EG1	.305(.32)	.227(.54)	.208(.49)
EG2	.310(.30)	.068(.42)	.219(.54)
AKG	.235(.43)	.204(.38)	.178(.48)
WKG	.190(.40)	.197(.36)	.278(.41)
Cortisol Tagesabflachung	$n = 141$	$n = 126$	$n = 114$
EG1	−.044(.02)	−.044(.02)	−.046(.02)
EG2	−.042(.01)	−.047(.02)	−.045(.02)
AKG	−.046(.02)	−.049(.02)	−.044(.02)
WKG	−.044(.01)	−.047(.01)	−.044(.02)

Anmerkungen. t1 = vor der Intervention, t2 = direkt nach der Intervention, t3 = follow-up 3 Monate später, WKG = Wartekontrollgruppe, AKG = aktive Kontrollgruppe mit Musikintervention, EG1 = 11 Minuten Yoga Nidra, EG2 = 30 Minuten Yoga Nidra Die unterschiedlichen *n* der Cortisolmaße beruhen auf fehlenden Werten, die zur Berechnung der nötig gewesen wären

Die Betrachtung der Mittelwerte sowie deren grafische Darstellung in den Abbildungen 4.1–4.8 zeigen bereits richtungsweisende Tendenzen zur Wirksamkeit der unterschiedlichen Interventionen. So scheint die EG2 tatsächlich in den meisten Fällen stärker zu wirken, EG1 und die AKG scheinen sich des Öfteren ähnlich zu entwickeln, jedoch gibt es interessante Unterschiede im Detail: Stress, Rumination und Schlafqualität entwickeln sich in EG1 und AKG durchaus ähnlich, bei Angst und Depression jedoch schneidet die EG1 augenscheinlich besser ab als die AKG. Besorgnis als Komponente von Angst scheint dabei besonders nachhaltig durch die beiden Yoga Nidra Interventionen beeinflusst zu werden und in Bezug auf Depression scheint die AKG keinen signifikanten Einfluss zu haben. Euthymie als positive Komponente sinkt in der AKG sogar ab, wohingegen die Yoga Nidra Interventionen diese verstärken konnte. Lebenszufriedenheit und Achtsamkeit steigen in allen Interventionsgruppen, besonders hervorzuheben ist die Wirkung der Yoga Nidra Kurzform auf Nichtreaktivität. In Bezug auf Achtsamkeit im Allgemeinen können sogar Personen der WKG Zugewinne verzeichnen. Und schließlich zeigt die Entwicklung des Speichel-Cortisols für die Gesamt-Cortisol-Konzentration (AUCg) und die Aufwachreaktion das größte Potential für die EG2. Die Tagesabflachung wurde in EG2 und AKG beeinflusst (Absinken), in der EG1 erst zu t3. Yoga Nidra scheint im Allgemeinen einen nachhaltigeren Einfluss auf die abhängigen Variablen zu haben als die Musik Intervention. Zur genaueren Analyse der Hypothesen folgen die statistischen Berechnungen in den anschließenden Abschnitten (Abbildung 4.2, Abbildung 4.3, Abbildung 4.4, Abbildung 4.5, Abbildung 4.6, Abbildung 4.7).

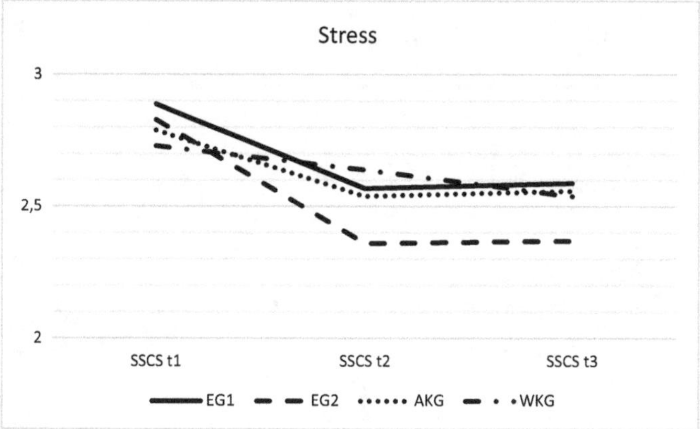

Abbildung 4.1 Ausprägung von Stress (SSCS) über die drei Erhebungszeitpunkte (Je niedriger die Werte auf der y-Achse, umso niedriger der Stress), 5-stufige Antwortskala (1–5); t1 = vor der Intervention, t2 = direkt nach der Intervention, t3 = 3 Monate nach der Intervention, EG1 = 11 Minuten Yoga Nidra, EG2 = 30 Minuten Yoga Nidra, AKG = aktive Kontrollgruppe mit Musik, WKG = Wartekontrollgruppe£

4.2.2 Unterschiede zwischen 11-Minuten-YN-Meditation und WKG

Zunächst wurden die Ergebnisse der EG1 im Vergleich zur WKG getestet, um die vorangegangenen Befunde der Yoga Nidra Kurzform zu replizieren (Moszeik, 2016) und auf differenzierte Facetten des Wohlbefindens als auch biologische Stressmarker zu erweitern. Wie in Tabelle 4.3 nachzulesen ist,

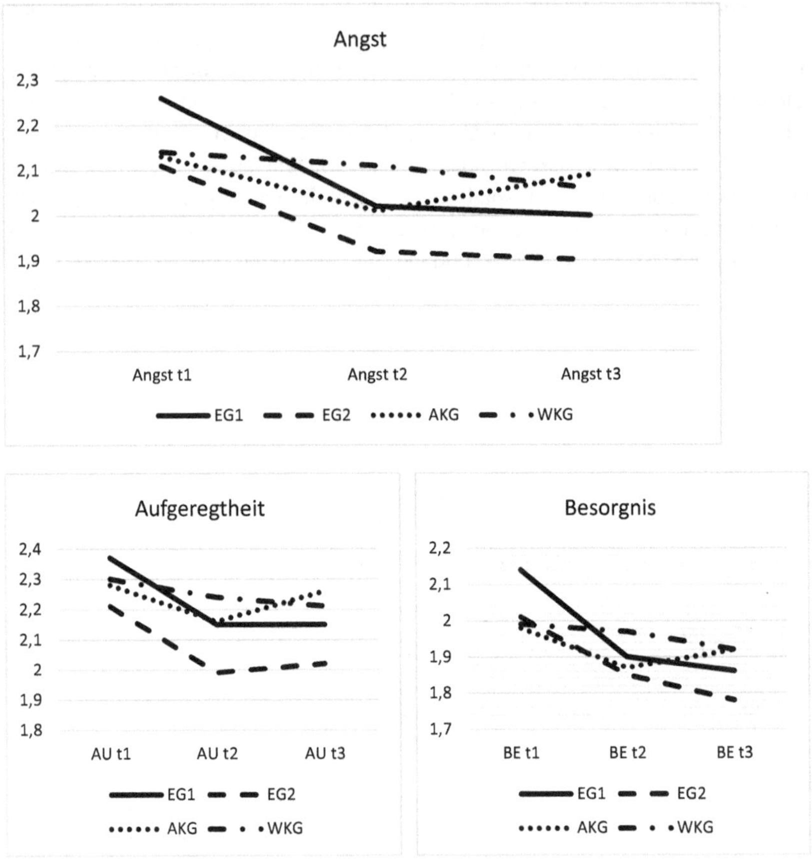

Abbildung 4.2 Ausprägung von Angst und deren Facetten Aufgeregtheit (AU) und Besorgnis (BE) über die drei Erhebungszeitpunkte (Je niedriger die Werte auf der y-Achse, umso niedriger die Angst), 4-stufige Antwortskala (1–4); t1 = vor der Intervention, t2 = direkt nach der Intervention, EG1 = 11 Minuten Yoga Nidra, EG2 = 30 Minuten Yoga Nidra, AKG = aktive Kontrollgruppe mit Musik, WKG = Wartekontrollgruppe

ist der Interaktionseffekt hypothesenkonform mit mindestens 96 % a posteriori Wahrscheinlichkeit unter einem flachen prior (Bayes Koeffizient > 17) für Stress, Angst, Depression, Rumination, Lebenszufriedenheit und knapp für Schlafqualität. In Bezug auf Achtsamkeit zeigte sich dieser Effekt nur für

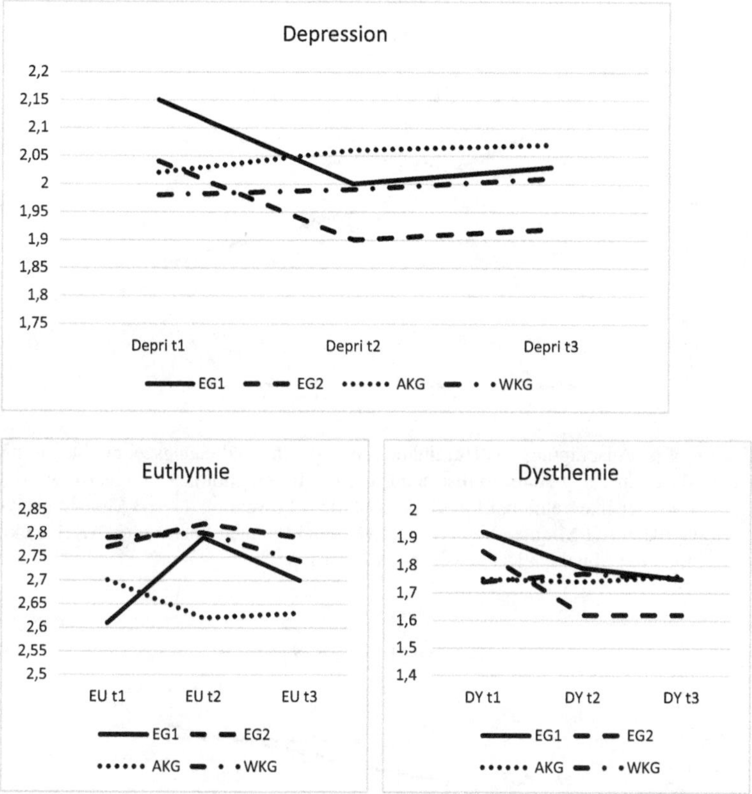

Abbildung 4.3 Ausprägung von Depression und deren Facetten Euthymie (EU) und Dysthymie (DY) über die drei Erhebungszeitpunkte (Je niedriger die Werte auf der y-Achse, umso niedriger die Depression), 4-stufige Antwortskala (1–4); t1 = vor der Intervention, t2 = direkt nach der Intervention, t3 = 3 Monate nach der Intervention, EG1 = 11 Minuten Yoga Nidra, EG2 = 30 Minuten Yoga Nidra, AKG = aktive Kontrollgruppe mit Musik, WKG = Wartekontrollgruppe

Nichtreaktivität und Akzeptieren ohne Bewertung. Alle Effekte sind signifikant in einem einseitigen LRT gegen die Nullhypothese. Die Kurzform von Yoga Nidra führt somit im Vergleich zur WKG zu einer signifikanten Verringerung von Stress, Angst, Depression, Rumination und grenzwertig Schlafstörungen, sowie einem Anstieg von Lebenszufriedenheit und den beiden genannten

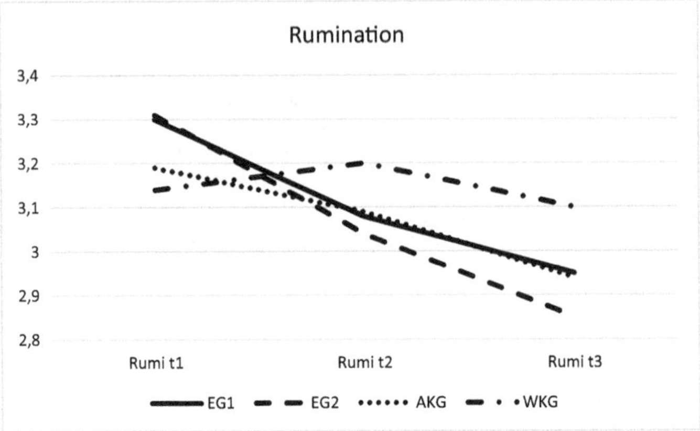

Abbildung 4.4 Ausprägung von Rumination über die drei Erhebungszeitpunkte (Je niedriger die Werte auf der y-Achse, umso niedriger die Rumination), 5-stufige Antwortskala (1–5); t1 = vor der Intervention, t2 = direkt nach der Intervention, t3 = 3 Monate nach der Intervention, EG1 = 11 Minuten Yoga Nidra, EG2 = 30 Minuten Yoga Nidra, AKG = aktive Kontrollgruppe mit Musik, WKG = Wartekontrollgruppe

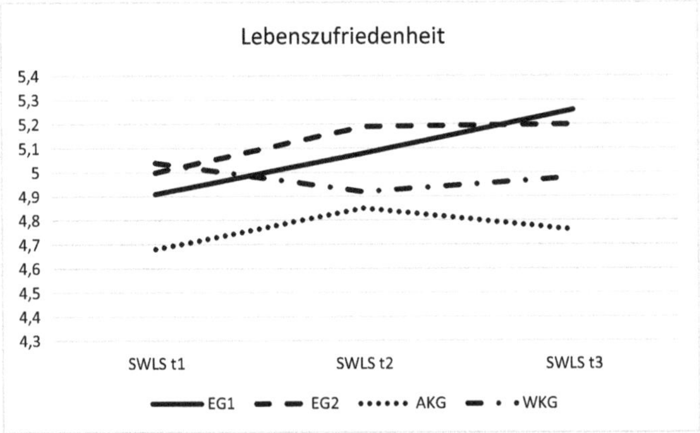

Abbildung 4.5 Ausprägung von Lebenszufriedenheit (SWLS) über die drei Erhebungszeitpunkte (Je höher die Werte auf der y-Achse, umso höher die Lebenszufriedenheit), 7-stufige Antwortskala (1–7); t1 = vor der Intervention, t2 = direkt nach der Intervention, t3 = 3 Monate nach der Intervention, EG1 = 11 Minuten Yoga Nidra, EG2 = 30 Minuten Yoga Nidra, AKG = aktive Kontrollgruppe, WKG = Wartekontrollgruppe

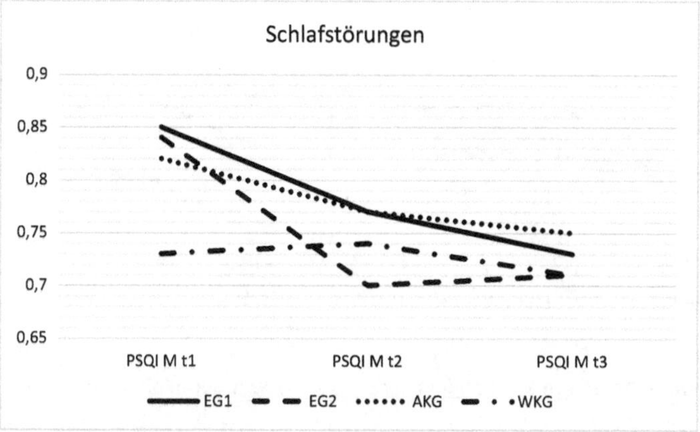

Abbildung 4.6 Ausprägung von Schlafqualität (PSQI) über die drei Erhebungszeitpunkte (Je niedriger die Werte auf der y-Achse, umso niedriger die Schlafstörungen), 4-stufige Antwortskala (0–3); t1 = vor der Intervention, t2 = direkt nach der Intervention, t3 = 3 Monate nach der Intervention, EG1 = 11 Minuten Yoga Nidra, EG2 = 30 Minuten Yoga Nidra, AKG = aktive Kontrollgruppe mit Musik, WKG = Wartekontrollgruppe

Facetten von Achtsamkeit. Die Effektgrößen zeigen eine Verbesserung von 8–16 % der jeweiligen SD an, was Effektstärken von $d = 0.08 - 0.16$ entspricht. Die 95 % Konfidenzintervalle (KI; entsprechen 95 % Bayes'sche Intervalle) der signifikanten Effektgrößen liegen alle vollständig über bzw. unter Null, mit Ausnahme des KI der Lebenszufriedenheit [−0.01; 0.34] und der Schlafqualität [−0.18; 0.2]. Im Hinblick auf die übrigen Variablen können keine signifikanten Unterschiede zwischen der EG1 und WKG gefunden werden. Die Hypothese 1a kann also teilweise bestätigt werden.

Für alle signifikanten Ergebnisse bei abhängigen Variablen, außer der Schlafqualität, liegt die Wahrscheinlichkeit, dass der follow-up-Effekt den Interaktionseffekt aufhebt, unter 9.26 %, für die Schlafqualität beträgt sie 27.23 %. Daraus kann geschlossen werden, dass die Wirkungen der Yoga Nidra Kurzform bei der Nachuntersuchung größtenteils erhalten bleiben. Insbesondere unterscheidet sich kein Interaktionseffekt der Nachuntersuchung signifikant von Null bei $p = .05$ (einseitiger Test).

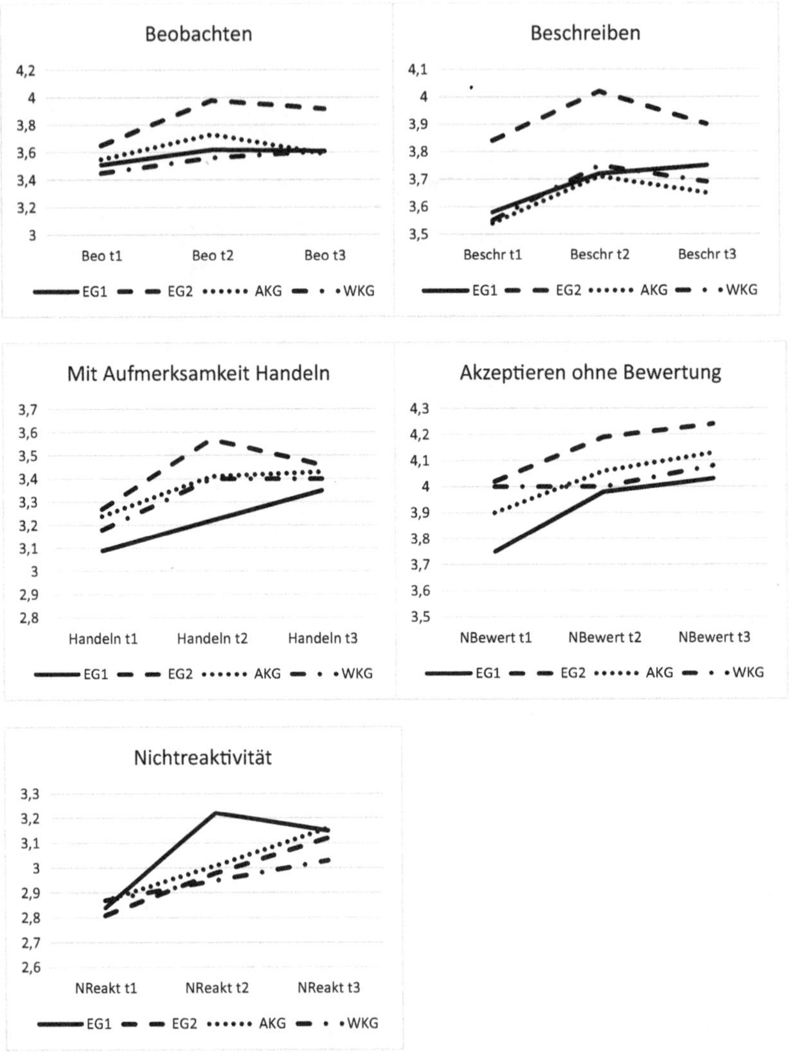

Abbildung 4.7 Ausprägung der fünf Facetten von Achtsamkeit (FFMQ) über die drei Erhebungszeitpunkte (Je höher die Werte auf der y-Achse, umso höher die jeweilige Facette der Achtsamkeit), 5-stufige Antwortskala (1–5); t1 = vor der Intervention, t2 = direkt nach der Intervention, t3 = 3 Monate nach der Intervention, EG1 = 11 Minuten Yoga Nidra, EG2 = 30 Minuten Yoga Nidra, AKG = aktive Kontrollgruppe, WKG = Wartekontrollgruppe

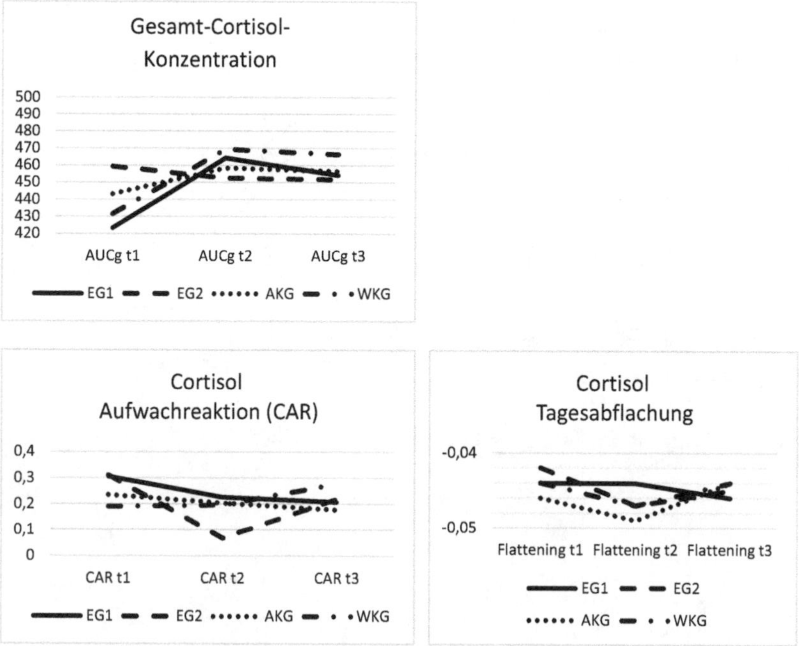

Abbildung 4.8 Ausprägung des Speichel-Cortisols über die drei Erhebungszeitpunkte: AUC = Gesamt-Cortisol; t1 = vor der Intervention, t2 = direkt nach der Intervention, t3 = 3 Monate nach der Intervention, EG1 = 11 Minuten Yoga Nidra, EG2 = 30 Minuten Yoga Nidra, AKG = aktive Kontrollgruppe, WKG = Wartekontrollgruppe

4.2.3 Unterschiede zwischen 11-Minuten-YN-Meditation und AKG

Anschließend wurden die Ergebnisse der EG1 im Vergleich zur AKG getestet, um die Befunde der Yoga Nidra Kurzform in Bezug zur Musikintervention in ähnlicher Länge zu erweitern. Wie in Tabelle 4.4 nachzulesen ist, ist der Interaktionseffekt hypothesenkonform mit mindestens 96 % a posteriori Wahrscheinlichkeit unter einem flachen prior nur für Depression (Bayes Koeffizient = 148.26). Dieser Effekt ist signifikant in einem einseitigen LRT gegen die Nullhypothese. Die Kurzform von Yoga Nidra führt somit im Vergleich zur AKG zu einer signifikanten Verringerung von Depression mit einer Verbesserung von ungefähr 13 % der SD, was einem Effekt von $d = 0.13$ entspricht. Die 95 %

Tabelle 4.3 Effekte von 11 Minuten Yoga Nidra im Vergleich zur WKG

	Estimate Grand Mean (SE)	Estimate Interaktionseffekt (SE)	Evidence Interaktions effekt	*d*	95 % Konfidenz intervall		*p* in %	Bayes Faktor
Stress	2.90 (0.08)	−0.24 (0.09)	−2.61	−0.14	−0.42	−0.06	0.45	219.82
Angst	2.16 (0.06)	−0.20 (0.07)	−2.99	−0.16	−0.34	−0.07	0.14	704.95
Depression	2.00 (0.05)	−0.15 (0.06)	−2.5	−0.14	−0.27	−0.03	0.62	160.04
Rumination	3.30 (0.08)	−0.23 (0.08)	−2.8	−0.15	−0.40	−0.07	0.24	414.52
Lebenszufriedenheit.	4.92 (0.12)	0.17 (0.09)	1.83	0.10	−0.01	0.34	96.66	28.96
Beobachten	3.46 (0.09)	0.09 (0.11)	0.83	0.04	−0.12	0.30	79.72	3.93
Nichtreaktivität	2.86 (0.09)	0.26 (0.11)	2.43	0.13	0.05	0.47	99.24	131.43
Beschreiben	3.53 (0.10)	−0.06 (0.10)	−0.62	−0.03	−0.25	0.13	26.81	2.73
Akzeptieren ohne Bewertung	3.97 (0.09)	0.24 (0.11)	2.22	0.12	0.03	0.44	98.67	74.12
Mit Aufmerksamkeit handeln	3.20 (0.08)	−0.05 (0.11)	−0.43	−0.02	−0.25	0.16	33.41	2.00
Schlafstörungen	0.84 (0.04)	−0.08 (0.05)	−1.60	−0.08	−0.18	0.02	5.52	17.11
Gesamt-Cortisol	433.31 (15.19)	2.48 (25.18)	0.10	<0.01	−46.87	51.83	53.92	1.17

(Fortsetzung)

Tabelle 4.3 (Fortsetzung)

	Estimate Grand Mean (SE)	Estimate Interaktionseffekt (SE)	Evidence Interaktions effekt	*d*	95 % Konfidenz intervall		*p* in %	Bayes Faktor
Aufwachreaktion	0.19 (0.07)	−0.11 (0.12)	−0.91	−0.03	−0.34	0.12	18.05	4.54
Tagesabflachung	−0.04 (<0.01)	<0.01 (<0.01)	0.75	0.03	<−0.01	0.01	77.34	3.41

Anmerkungen. Estimate = Maximum Likelihood Schätzer (stimmt mit der Bayes'schen Schätzung unter einem Flat Prior überein), SE = Standardfehler (stimmt mit der Bayes'schen a-posteriori Standardabweichung unter einem flachem Prior überein), Evidence = Estimate/SE, d = Cohen's d wurde als Evidence / Quadratwurzel N berechnet, CI = Konfidenzintervall, p = posteriori positive, a posteriori Wahrscheinlichkeit, dass der Populationsparameter unter einem Flat Prior über Null liegt (stimmt mit dem p-Wert eines einseitigen Likelihood Ratio-Tests gegen die Nullhypothese überein, dass der Parameter Null ist), Bayes Faktor = Verhältnis der Wahrscheinlichkeiten unter den beiden konkurrierenden Hypothesen (Effekt > 0 vs. Effekt < = 0)

KIs der signifikanten Effektgrößen liegen vollständig auf einer Seite von Null. Wichtig zu beachten ist bei diesem Effekt, dass die Werte für Depression in der AKG sogar von t1 zu t2 ansteigen. Im Hinblick auf die übrigen Variablen können keine signifikanten Unterschiede zwischen der EG1 und AKG gefunden werden. Die Hypothese 1b kann somit nur für Depression bestätigt werden.

Die Wahrscheinlichkeit, dass der follow-up-Effekt den Interaktionseffekt aufhebt, liegt bei 2.62 %. Daraus kann geschlossen werden, dass die Wirkungen der Yoga Nidra Kurzform auf das Absinken von Depression bei der Nachuntersuchung erhalten bleibt. Weiterhin unterscheidet sich kein Interaktionseffekt der Nachuntersuchung signifikant von Null bei $p = .05$ (einseitiger Test).

Unterschiede zwischen AKG und WKG Um die Aussagen zur Wirksamkeit der verschiedenen Interventionen abzusichern, werden auch für alle abhängigen Variablen Vergleiche zwischen AKG und WKG gerechnet. Hierbei zeigt sich ein signifikanter Effekt für die Lebenszufriedenheit ($est. = 0.24$, $se = 0.12$, $LR(1) = 4.17$, $p = .020$), der signifikant in einem einseitigen LRT gegen die Nullhypothese ist (Bayes Koeffizient = 50.41). Die Musikintervention führt somit im Vergleich zur WKG zu einer signifikanten Erhöhung von Lebenszufriedenheit mit einer Verbesserung von ungefähr 7 % der SD, was einem Effekt von $d = 0.07$ entspricht. Die 95 % KIs liegen dabei vollständig über Null. Im Hinblick auf die übrigen Variablen können keine signifikanten Unterschiede zwischen der AKG und WKG gefunden werden. Die Wahrscheinlichkeit, dass der follow-up-Effekt den Interaktionseffekt aufhebt, beträgt 99.64 %. Daraus kann geschlossen werden, dass die Wirkung der Musikintervention auf einen Anstieg der Lebenszufriedenheit nicht erhalten bleibt (vgl. Abbildung 4.5). Es unterscheidet sich kein Interaktionseffekt der Nachuntersuchung signifikant von Null bei $p = .05$ (einseitiger Test).

4.2.4 Unterschiede zwischen 11- und 30-Minuten-YN-Meditation

Die folgenden Analysen beleuchten die Wirkung der 30 Minuten Yoga Nidra im Vergleich zur 11 Minuten Kurzform. Wie in Tabelle 4.5 nachzulesen ist, liegt der Interaktionseffekt hypothesenkonform mit mindestens 96 % a posteriori Wahrscheinlichkeit unter einem flachen prior nur für die Facette „mit Aufmerksamkeit handeln“ (Bayes Koeffizient = 32.14). Dieser Effekt ist signifikant in einem einseitigen LRT gegen die Nullhypothese. 30 Minuten Yoga Nidra führen somit im Vergleich zur Kurzform zu einem signifikanten Anstieg von „mit Aufmerksamkeit

Tabelle 4.4 Effekte von 11 Minuten Yoga Nidra im Vergleich zur AKG

	Estimate Grand Mean (SE)	Estimate Interaktions-effekt (SE)	Evidence Interaktions-effekt	*d*	95 % Konfidenz intervall		*p* in %	Bayes Faktor
Stress	2.90 (0.08)	−0.08 (0.11)	−0.78	−0.04	−0.29	0.13	21.79	3.59
Angst	2.13 (0.07)	−0.10 (0.08)	−1.29	−0.07	−0.25	0.05	9.93	9.07
Depression	2.16 (0.06)	−0.18 (0.07)	−2.47	−0.13	−0.33	−0.04	0.67	148.26
Rumination	3.30 (0.08)	−0.10 (0.09)	−1.13	−0.06	−0.27	0.07	13.03	6.67
Lebenszufriedenheit.	4.92 (0.12)	−0.07 (0.12)	−0.62	−0.03	−0.30	0.16	26.92	2.72
Beobachten	3.50 (0.09)	−0.05 (0.01)	−0.42	−0.02	−0.27	0.17	33.87	1.95
Nichtreaktivität	2.86 (0.11)	0.19 (0.13)	1.38	0.07	−0.08	0.45	91.63	10.95
Beschreiben	3.53 (0.11)	0.11 (0.12)	0.88	0.05	−0.13	0.34	81.12	4.30
Akzeptieren ohne Bewertung	3.91 (0.10)	0.11 (0.13)	0.82	0.04	−0.15	0.37	79.34	3.84
Mit Aufmerksamkeit handeln	3.25 (0.09)	−0.03 (0.01)	−0.23	−0.01	−0.25	0.20	40.90	1.45
Schlafstörungen	0.97 (0.05)	−0.02 (0.06)	−0.37	−0.02	−0.14	0.09	35.46	1.82
Gesamt-Cortisol	445.39 (15.86)	25.42 (28.80)	0.88	0.03	−31.03	81.87	81.13	4.30

(Fortsetzung)

Tabelle 4.4 (Fortsetzung)

	Estimate Grand Mean (SE)	Estimate Interaktions-effekt (SE)	Evidence Interaktions-effekt	*d*	95 % Konfidenz intervall		*p* in %	Bayes Faktor
Aufwachreaktion	0.25 (0.08)	−0.06 (0.12)	−0.47	−0.02	−0.28	0.17	31.91	2.13
Tagesabflachung	−0.05 (0.02)	<0.01 (<0.01)	0.22	0.01	−0.01	0.01	58.60	1.42

Anmerkungen. Estimate = Maximum Likelihood Schätzer (stimmt mit der Bayes'schen Schätzung unter einem Flat Prior überein), SE = Standardfehler (stimmt mit der Bayes'schen a-posteriori Standardabweichung unter einem flachem Prior überein), Evidence = Estimate/SE, d = Cohen's d wurde als Evidence / Quadratwurzel N berechnet, CI = Konfidenzintervall, p = posteriori positive, a posteriori Wahrscheinlichkeit, dass der Populationsparameter unter einem Flat Prior über Null liegt (stimmt mit dem p-Wert eines einseitigen Likelihood Ratio-Tests gegen die Nullhypothese überein, dass der Parameter Null ist), Bayes Faktor = Verhältnis der Wahrscheinlichkeiten unter den beiden konkurrierenden Hypothesen (Effekt > 0 vs. Effekt < = 0).

Tabelle 4.5 Effekte von 30 zu 11 Minuten Yoga Nidra (EG2 zu EG1)

	Estimate Grand Mean (SE)	Estimate Interaktions effekt (SE)	Evidence Interaktionseffekt	*d*	95 % Konfidenz intervall		*p* in %	Bayes Faktor
Stress	2.90 (0.08)	−0.11 (0.11)	−1.08	−0.06	−0.32	0.09	14.09	6.10
Angst	2.11 (0.06)	−0.05 (0.09)	−0.58	−0.03	−0.22	0.12	28.21	2.50
Depression	2.03 (0.07)	−0.03 (0.08)	−0.36	−0.02	−0.19	0.13	35.72	1.80
Rumination	3.30 (0.08)	−0.07 (0.10)	−0.73	−0.04	−0.26	0.12	23.21	3.31
Lebenszufriedenheit.	4.92 (0.12)	0.01 (0.12)	0.09	<0.01	−0.23	0.25	53.56	1.15
Beobachten	3.65 (0.09)	0.17 (0.12)	1.42	0.08	−0.06	0.40	92.20	11.82
Nichtreaktivität	2.83 (0.09)	−0.18 (0.14)	−1.30	−0.07	−0.44	0.09	9.65	9.36
Beschreiben	3.84 (0.10)	0.03 (0.10)	0.32	0.02	−0.17	0.23	62.69	1.68
Akzeptieren ohne Bewertung	4.02 (0.10)	0.10 (0.12)	0.79	0.04	−0.14	0.34	78.48	3.65
Mit Aufmerksamkeit handeln	3.08 (0.08)	0.22 (0.12)	1.88	0.10	−0.01	0.44	96.98	32.14
Schlafstörungen	0.94 (0.05)	−0.05 (0.06)	−0.80	−0.04	−0.16	0.07	21.28	3.70
Gesamt-Cortisol	423.90 (18.22)	−43.47 (27.62)	−1.57	−0.06	−97.61	10.67	5.78	16.31

(Fortsetzung)

Tabelle 4.5 (Fortsetzung)

	Estimate Grand Mean (SE)	Estimate Interaktions effekt (SE)	Evidence Interaktionseffekt	*d*	95 % Konfidenz intervall		*p* in %	Bayes Faktor
Aufwachreaktion	0.30 (0.05)	−0.15 (0.12)	−1.19	−0.04	−0.38	0.09	11.73	7.52
Tagesabflachung	−0.04 (<0.01)	−0.01 (0.01)	−1	−0.04	−0.01	<0.01	15.87	5.30

Anmerkungen. Estimate = Maximum Likelihood Schätzer (stimmt mit der Bayes'schen Schätzung unter einem Flat Prior überein), SE = Standardfehler (stimmt mit der Bayes'schen a-posteriori Standardabweichung unter einem flachem Prior überein), Evidence = Estimate/SE, d = Cohen's d wurde als Evidence / Quadratwurzel N berechnet, CI = Konfidenzintervall, p = posteriori positive, a posteriori Wahrscheinlichkeit, dass der Populationsparameter unter einem Flat Prior über Null liegt (stimmt mit dem p-Wert eines einseitigen Likelihood Ratio-Tests gegen die Nullhypothese überein, dass der Parameter Null ist), Bayes Faktor = Verhältnis der Wahrscheinlichkeiten unter den beiden konkurrierenden Hypothesen (Effekt > 0 vs. Effekt < = 0) handeln“ mit einer Verbesserung von ungefähr 10 % der SD, was einem Effekt von $d = 0.10$ entspricht – die 95 % KIs liegen fast ganz auf einer Seite von Null [−0.01; 0.44]. Im Hinblick auf die übrigen Variablen konnten keine signifikanten Unterschiede zwischen der EG2 und EG1 gefunden werden, auch wenn die Veränderung des Gesamt-Cortisols z. B. fast signifikant wurde. Die deskriptiven Daten deuten allgemein auf einen stärkeren Einfluss der EG2 hin, jedoch konnten diese Tendenzen nicht statistisch bestätigt werden.

Die Wahrscheinlichkeit, dass der follow-up-Effekt den Interaktionseffekt für „mit Aufmerksamkeit handeln“ aufhebt, lag bei 55.13 %. Daraus kann geschlossen werden, dass die Wirkung der 30 Minuten Yoga Nidra im Vergleich zur Kurzform bei der Nachuntersuchung nur zum Teil erhalten bleiben. Insbesondere unterschied sich kein Interaktionseffekt der Nachuntersuchung signifikant von Null bei $p = .05$ (einseitiger Test).

Unterschiede der EG2 im Vergleich zur AKG Um den Wert der Aussage zur Wirksamkeit der EG2 abzusichern, werden auch für alle abhängigen Variablen Vergleiche mit der AKG und der WKG gerechnet. Hierbei zeigen sich für den Vergleich EG2 zu AKG signifikante Effekte für Stress ($est. = -0.20$, $se = 0.07$, $LR(1) = 2.97$, $p = .042$), Depression ($est. = -0.15$, $se = 0.09$, $LR(1) = 3.06$, $p = .040$), Rumination ($est. = -0.17$, $se = 0.10$, $LR(1) = 2.70$, $p = .050$) und die Cortisol Aufwachreaktion ($est. = -0.20$, $se = 0.12$, $LR(1) = 2.80$, $p = .047$). Diese Effekte sind signifikant in einem einseitigen LRT gegen die Nullhypothese (Bayes Koeffizient $> = 16.82$). 30 Minuten Yoga Nidra führen somit im Vergleich zur AKG zu einem signifikanten Absinken von Stress, Depression, Rumination (alle jeweils ca. 9 % Verbesserung der jeweiligen SD) und einer flacheren Steigung der Cortisol Aufwachreaktion (6 % Verbesserung der SD), was Effektstärken von $d = 0.06$– 0.09 entspricht. Die 95 % KIs der Effektgrößen liegen für keine der Variablen vollständig über oder unter Null, am ehesten jedoch für Depression [−0.32; 0.02]. Im Hinblick auf die übrigen Variablen können keine signifikanten Unterschiede zwischen der EG1 und AKG gefunden werden. Für Stress, Depression und Rumination liegt die Wahrscheinlichkeit, dass der follow-up-Effekt den Interaktionseffekt aufhebt, bei unter 5.29 %, für die Steigung der Aufwachreaktion bei 41.55 %. Daraus kann geschlossen werden, dass die Effekte der 30 Minuten Yoga Nidra bei der Nachuntersuchung auf die genannten Variablen, bis auf die Steigung der Aufwachreaktion, größtenteils erhalten bleiben. Insbesondere unterscheidet sich kein Interaktionseffekt der Nachuntersuchung signifikant von Null bei $p = .05$ (einseitiger Test).

Unterschiede der EG2 im Vergleich zur WKG Für den Vergleich der EG2 zur WKG zeigen sich signifikante Effekte für Stress ($est. = -0.35$, $se = 0.10$,

LR(1) = 12.33, $p < .001$), Angst (*est.* = −0.15, *se* = 0.08, *LR(1)* = 3.77, $p = .026$), Depression (*est.* = −0.12, *se* = 0.07, *LR(1)* = 2.79, $p = .047$), Rumination (*est.* = −0.31, *se* = 0.10, *LR(1)* = 9.25, $p = .001$), Schlafqualität (*est.* = −0.13, *se* = 0.06, *LR(1)* = 5.15, $p = .012$) und Beobachten(*est.* = 0.26, *se* = 0.11, *LR(1)* = 5.54, p = .009). Weiterhin für die Steigung der Cortisol Aufwachreaktion (*est.* = −0.25, *se* = 0.12, *LR(1)* = 4.30, $p = .019$). Diese Effekte sind signifikant in einem einseitigen LRT gegen die Nullhypothese (Bayes Koeffizient > = 8.85). 30 Minuten Yoga Nidra führen somit im Vergleich zur WKG zu einer signifikanten Erhöhung von Beobachten (12 %) sowie zu einem signifikanten Absinken von Stress (19 %), Angst (10 %), Depression (9 %), Rumination (16 %), Schlafstörungen (12 %) sowie einer flacheren Steigung der Cortisol Aufwachreaktion (8 %), was Effektstärken von $d = 0.08 - 0.19$ entspricht. Die 95 % KIs der Effektgrößen liegen für Stress, Rumination, Schlafqualität, Beobachten und Aufwachreaktion vollständig über oder unter Null, fast ganz auch für Angst [−0.31; <0.01] und Depression [−0.27; 0.02]. Im Hinblick auf die übrigen Variablen können keine signifikanten Unterschiede zwischen der EG2 und WKG gefunden werden. Für Stress, Angst, Depression, Rumination, Schlafqualität und die Aufwachreaktion liegt die Wahrscheinlichkeit, dass der follow-up-Effekt den Interaktionseffekt aufhebt, bei unter 11.87 %, für Beobachten beträgt sie 17.44 %. Daraus kann geschlossen werden, dass die Effekte der 30 Minuten Yoga Nidra bei der Nachuntersuchung auf die genannten Variablen im Vergleich zur WKG größtenteils erhalten bleiben. Insbesondere unterscheidet sich kein Interaktionseffekt der Nachuntersuchung signifikant von Null bei $p = .05$ (einseitiger Test). Lediglich bei der genauen Betrachtung der Entwicklung der Facette Beobachten zum follow-up hat die EG2 im Vergleich zur WKG ein signifikant niedrigeres Ansteigen (*est.* = −0.17, *se* = 0.09, *LR(1)* = 3.07, $p = .040$). Die WKG nähert sich somit zu t3 im Vergleich zur EG2 wieder an (vgl. Abbildung 4.7).

4.2.5 Moderatoreffekte von Persönlichkeitsmerkmalen

Zunächst werden die deskriptiven Werte der fünf Persönlichkeitsmerkmale innerhalb der vier Gruppen in Tabelle 4.6 dargestellt.

Tabelle 4.6 Deskriptive Kennwerte der Persönlichkeitsmerkmale innerhalb der vier Gruppen zu t1

	EG1 n = 98	*EG2 n = 79*	*AKG n = 71*	*WKG n = 89*
Extraversion *M(SD)*	3.45(0.83)	3.52(0.86)	3.51(0.83)	3.66(0.79)
Verträglichkeit *M(SD)*	3.16(0.79)	3.10(0.78)	3.10(0.76)	3.25(0.79)
Gewissenhaftigkeit *M(SD)*	3.88(0.65)	3.82(0.62)	3.73(0.65)	3.92(0.61)
Neurotizismus *M(SD)*	3.29(0.84)	3.18(0.78)	3.04(0.85)	3.08(0.85)
Offenheit für Erfahrungen *M(SD)*	4.06(0.61)	4.17(0.56)	4.13(0.57)	4.02(0.63)

Anmerkungen. t1 = vor der Intervention, WKG = Wartekontrollgruppe, AKG = aktive Kontrollgruppe mit Musikintervention, EG1 = 11 Minuten Yoga Nidra, EG2 = 30 Minuten Yoga Nidra

Die folgenden Analysen stellen den Einfluss der Persönlichkeitsmerkmale auf die Wirkung der Intervention in den jeweiligen Gruppen dar. Diese Moderationen werden getestet mittels der Software Onyx, da im Rahmen der SEMs auch fehlende Werte von Personen berücksichtigt werden können, die nur an einem Erhebungszeitpunkt Daten abgegeben haben. Es werden innerhalb der SEMs Korrelationen zwischen den Differenzwerten der abhängigen Variablen von t1 zu t2 und der Interaktion mit dem jeweiligen Persönlichkeitsmerkmal gerechnet und einseitige Testwerte berichtet.

Moderatoreffekte innerhalb der EG1 Den größten moderierenden Einfluss in der EG1 hat die Ausprägung der Gewissenhaftigkeit.

Je höher Gewissenhaftigkeit,

- desto stärker die Verringerung von Stress, *est.* = −0.11, *se* = 0.06, *LR(1)* = 3.06, *p* = .040
- desto stärker der Anstieg der Lebenszufriedenheit, *est.* = 0.13, *se* = 0.07, *LR(1)* = 4.05, *p* = .016, von Nichtreaktivität, *est.* = 0.26, *se* = 0.10, *LR(1)* = 6.50, *p* = .005, und Beschreiben, *est.* = 0.14, *se* = 0.08, *LR(1)* = 2.76, *p* = .048
- desto stärker der Anstieg der Gesamt-Cortisol-Konzentration, *est.* = 26.39, *se* = 14.98, *LR(1)* = 2.98, *p* = .042

Je höher Neurotizismus,

- desto niedriger die Verringerung von Stress, *est.* = 0.22, *se* = 0.09, *LR(1)* = 5.85, *p* = .008, und Angst, *est.* = 0.12, *se* = 0.07, *LR(1)* = 3.15, *p* = .038
- desto niedriger der Anstieg von Nichtreaktivität, *est.* = −0.24, *se* = 0.09, *LR(1)* = 6.65, *p* = .005, und Akzeptieren ohne Bewertung, *est.* = −0.16, *se* = 0.08, *LR(1)* = 3.84, *p* = .025

Je höher Offenheit für Erfahrungen,

- desto stärker der Anstieg von Beobachten, *est.* = 0.19, *se* = 0.10, *LR(1)* = 3.52, *p* = .030, von Beschreiben, *est.* = 0.18, *se* = 0.08, *LR(1)* = 4.44, *p* = .018, und von „mit Aufmerksamkeit handeln“, *est.* = 0.13, *se* = 0.08, *LR(1)* = 2.81, *p* = .047

Je höher Extraversion,

- desto niedriger die Verringerung von Schlafstörungen, *est.* = 0.07, *se* = 0.03, *LR(1)* = 4.76, *p* = .015

Je höher Verträglichkeit,

- desto höher hier die Verringerung von Schlafstörungen, *est.* = −0.07, *se* = 0.03, *LR(1)* = 4.11, *p* = .021 aber
- desto weniger steil die Cortisol Tagesabflachung, *est.* = 0.01, *se* < 0.01, *LR(1)* = 4.21, *p* = .020

Moderatoreffekte innerhalb der EG2 Auch innerhalb der EG2 mit 30 Minuten Yoga Nidra spielt die Gewissenhaftigkeit die größte moderierende Rolle, wenn auch bei zum Teil bei anderen Variablen.

Je höher Gewissenhaftigkeit,

- desto stärker die Verringerung von Depression, *est.* = −0.16, *se* = 0.05, *LR(1)* = 8.15, *p* = .002
- desto stärker der Anstieg der Lebenszufriedenheit, *est.* = 0.30, *se* = 0.10, *LR(1)* = 8.17, *p* = .002, von Nichtreaktivität, *est.* = 0.20, *se* = 0.11, *LR(1)* = 3.24, *p* = .036, von Beschreiben, *est.* = 0.14, *se* = 0.06, *LR(1)* = 4.94, *p* = .013, und von „mit Aufmerksamkeit handeln“, *est.* = 0.18, *se* = 0.08, *LR(1)* = 4.53, *p* = .017

- desto flacher die Steigung der Aufwachreaktion am Morgen, *est.* = −0.16, *se* = 0.09, *LR(1)* = 3.11, $p = .039$

Je höher Offenheit für Erfahrungen,

- desto stärker die Verringerung der Besorgnisneigung, *est.* = −0.13, *se* = 0.07, *LR(1)* = 2.93, $p = .043$
- desto stärker der Anstieg von Beobachten, *est.* = 0.15, *se* = 0.08, *LR(1)* = 3.79, $p = .026$
- desto flacher die Steigung der Aufwachreaktion am Morgen, *est.* = −0.16, *se* = 0.08, *LR(1)* = 4.25, $p = .020$

Je höher Neurotizismus,

- desto stärker der Anstieg der Lebenszufriedenheit, *est.* = 0.20, *se* = 0.10, *LR(1)* = 3.82, $p = .025$ und
- desto stärker die Verringerung der Gesamtkonzentration an Cortisol, *est.* = −32.55, *se* = 14.65, *LR(1)* = 4.55, $p = .016$

Je höher Extraversion,

- desto niedriger das Absinken von Stress, *est.* = 0.10, *se* = 0.06, *LR(1)* = 2.69, $p = .051$
- desto stärker die Verringerung der Gesamtkonzentration an Cortisol, *est.* = −24.87, *se* = 14.14, *LR(1)* = 2.94, $p = .043$

Je höher Verträglichkeit,

- desto stärker die Verringerung der Besorgnisneigung, *est.* = −0.21, *se* = 0.08, *LR(1)* = 6.57, $p = .005$
- desto niedriger der Anstieg von Beobachten, *est.* = −0.13, *se* = 0.07, *LR(1)* = 3.08, $p = .040$
- desto stärker der Anstieg von Nichtreaktivität, *est.* = 0.23, *se* = 0.11, *LR(1)* = 4.07, $p = .022$

Moderatoreffekte innerhalb der AKG Innerhalb der AKG mit 10 Minuten Musik Intervention spielt Verträglichkeit die größte moderierende Rolle.

Je höher Verträglichkeit,

- desto stärker die Verringerung der Schlafstörungen, *est.* = −0.06, *se* = 0.03, *LR(1)* = 3.71, *p* = .027
- desto stärker der Anstieg von „mit Aufmerksamkeit handeln", *est.* = 0.13, *se* = 0.08, *LR(1)* = 2.88, *p* = .045
- desto flacher die Steigung der Aufwachreaktion am Morgen, *est.* = −0.10, *se* = 0.06, *LR(1)* = 2.83, *p* = .046 und desto steiler die Tagesabflachung, *est.* = −0.01, *se* < 0.01, *LR(1)* = 6.45, *p* = .006

Die Wirkung der 10 Minuten Musik Intervention auf Nichtreaktivität wird außerdem knapp signifikant von Neurotizismus, *est.* = −0.19, *se* = 0.12, *LR(1)* = 2.65, *p* = .052, und Gewissenhaftigkeit, *est.* = 0.20, *se* = 0.10, *LR(1)* = 4.02, *p* = .022, moderiert. Je höher Neurotizismus, desto niedriger der Anstieg von Nichtreaktivität, je höher die Ausprägung von Gewissenhaftigkeit, desto stärker der Anstieg von Nichtreaktivität.

4.2.6 Explorative Ergebnisse

Die folgenden Ergebnisse dienen der Berücksichtigung weiterer möglicher Kontrolleinflüsse.

Vorerfahrung In Anlehnung an Baer et al. (2006) sowie Moszeik (2016) wird zusätzlich der Einfluss von Vorerfahrung mit Achtsamkeit und/oder Meditation auf die Wirkung der Meditation getestet. In der Vorgängerstudie hatte die Vorerfahrung keinen Effekt auf die Wirkung der Meditation, dies wird in der vorliegenden Arbeit nun für die verschiedenen Meditationen überprüft. Die folgenden Analysen basieren somit auf ungerichteten Hypothesen. Hierzu werden, wie bereits im vorangegangenen Abschnitt, Korrelationen zu den Outcomes der Differenzwerte von t1 zu t2 gerechnet und dabei die Vorerfahrung als Moderator eingesetzt. Es zeigt sich, dass die Wirkung der 11 Minuten Yoga Nidra auf:

- Depression, *est.* = −0.09, *se* = 0.05, *LR(1)* = 3.91, *p* = .048 und
- Beschreiben, *est.* = 0.19, *se* = 0.07, *LR(1)* = 6.54, *p* = .010

signifikant durch die Vorerfahrung mit Achtsamkeit und/oder Meditation moderiert wird. Je höher die Vorerfahrung, desto stärker das Absinken von Depression und umso höher der Anstieg von Beschreiben.

Innerhalb der EG2 zeigt sich ein etwas anderes Bild. Die Wirkung der 30 Minuten Yoga Nidra wird hier signifikant für die Lebenszufriedenheit, *est.* $= -0.28$, $se = 0.12$, $LR(1) = 5.36$, $p = .020$, durch die Vorerfahrung mit Achtsamkeit und/oder Meditation moderiert. Allerdings zeigt sich die Moderation hier in gegensätzlicher Richtung als in der EG1: Je höher die Vorerfahrung, desto weniger stark der Anstieg von Lebenszufriedenheit. In der EG2 profitieren also eher Personen mit weniger Vorerfahrung.

Für Personen in der AKG mit Musikintervention zeigte sich kein Moderationseffekt durch die Vorerfahrung auf die abhängigen Variablen.

Häufigkeit der Durchführung (t2) Vorgabe während der Intervention war es, die jeweilige Meditation so oft wie möglich innerhalb der zwei Monate durchzuführen. Ob dies einen signifikanten Einfluss auf die Effekte der Meditation hatte, wird erneut durch Moderator Analysen mit Differenzwerten von t1 zu t2 getestet (1 = „an allen 57 Tagen“ bis 7 = „gar nicht“). Für die folgenden Berechnungen wird auf Grund der einfacheren Interpretation der Werte die Richtung zu 7–1 umkodiert; Somit entsprechen steigende Werte im Folgenden einer häufigen Durchführung. Von 175 Personen die diese Frage zu t2 beantworteten, geben vier Personen an, die jeweilige Intervention gar nicht durchgeführt zu haben (2.3 %), fünf Personen einmal (2.9 %), 24 Personen 2–8 Mal (13.7 %), 44 Personen 9–20 Mal (25.1 %), 39 Personen 21–38 Mal (22.3 %), 52 Personen 39–56 Mal (29.7 %). Sieben Personen geben an, die jeweilige Intervention an allen 57 Tagen durchgeführt zu haben (4 %). Die Verteilung in den Gruppen zeigt Tabelle 4.7.

Tabelle 4.7 Durchführung der Intervention während des Interventionszeitraums (t2)

	AKG *n = 51*	*EG1* *n = 62*	*EG2* *n = 62*
Ja, an allen 57 Tagen	1 (2 %)	6 (9.7 %)	0
Ja, 39–56 Tage	17 (33.3 %)	16 (25.8 %)	19 (30.6 %)
Ja, 21–38 Tage	12 (23.5 %)	17 (27.4 %)	10 (16.1 %)
Ja, 9–20 Tage	14 (27.5 %)	13 (21 %)	17 (27.4 %)
Ja, 2–8 Tage	5 (9.8 %)	7 (11.3 %)	12 (19.4 %)
Ja, einmal	1 (2 %)	3 (4.8 %)	1 (1.6 %)
Nein, nicht mehr	1 (2 %)	0	3 (4.8 %)

Anmerkungen. AKG = aktive Kontrollgruppe mit Musikintervention, EG1 = 11 Minuten Yoga Nidra, EG2 = 30 Minuten Yoga Nidra

In der Vorgängerstudie (Moszeik, 2016) konnte für die 11 Minuten Yoga Nidra bereits ein signifikanter Zusammenhang mit der Häufigkeit der Durchführung und einem stärkeren Anstieg an Lebenszufriedenheit sowie einem stärkeren Absinken der Schlafstörungen gefunden werden. Die folgenden Analysen basieren somit auf gerichteten Hypothesen. Für die vorliegende Studie zeigte sich in der EG1, dass mit regelmäßiger Durchführung der 11 Minuten Yoga Nidra:

- die Gesamt-Cortisol-Konzentration sank, $est. = -23.45$, $se = 13.60$, $LR(1) = 2.73$, $p = .049$,
- die Steigung der Aufwachreaktion, $est. = 0.16$, $se = 0.08$, $LR(1) = 3.36$, $p = .033$, als auch
- die Tagesabflachung, $est. < -0.01$, $se < 0.01$, $LR(1) = 42.10$, $p < .001$, umso steiler waren

Die Häufigkeit der Durchführung spielt also nur für Veränderungen auf biologischer Ebene eine signifikante Rolle. In der EG2 zeigt sich, dass je häufiger die 30 Minuten Yoga Nidra durchgeführt wurden:

- Rumination stärker sinkt, $est. = -0.13$, $se = 0.08$, $LR(1) = 2.92$, $p = .044$
- Nichtreaktivität stärker steigt, $est. = 0.18$, $se = 0.11$, $LR(1) = 2.80$, $p = .047$
- „mit Aufmerksamkeit handeln" stärker steigt, $est. = 0.16$, $se = 0.08$, $LR(1) = 4.00$, $p = .023$
- die Gesamt-Cortisol-Konzentration weniger steil absinkt, $est. = 44.82$, $se = 17.32$, $LR(1) = 6.02$, $p = .007$,
- die Steigung der Aufwachreaktion weniger stark abflacht, $est. = 0.19$, $se = 0.09$, $LR(1) = 4.18$, $p = .020$

In der AKG zeigt sich, dass, je häufiger die 10 Minuten Musik Intervention durchgeführt werden, desto stärker die Nichtreaktivität, $est. = 0.22$, $se = 0.11$, $LR(1) = 4.28$, $p = .019$, ansteigt.

Häufigkeit der Durchführung (t3) Schließlich wurde ergänzend gefragt, ob die Teilnehmenden ihre Intervention nach dem offiziellen Zeitraum weiter nutzten. Von 147 Personen, die diese Frage zu t3 beantworteten geben 63 Personen (42.9 %) an, die Intervention nicht mehr durchzuführen, 38 Personen (25.8 %) weniger als einmal oder einmal im Monat, 42 (28.6 %) mehrmals pro Woche oder pro Monat und vier Personen (2.7 %) fast jeden Tag. Die Verteilung in den Gruppen zeigt Tabelle 4.8. Auffallend dabei ist, dass die meisten Durchführungen über den Interventionszeitraum hinaus in der EG1 stattfinden.

Tabelle 4.8 Weitere Durchführung der Intervention nach dem Interventionszeitraum (t3)

	AKG $n = 42$	*EG1* $n = 52$	*EG2* $n = 52$
Ja, fast jeden Tag	0	3 (5.8 %)	1 (1.9 %)
Ja, mehrmals pro Woche	5 (11.9 %)	6 (11.5 %)	6 (11.5 %)
Ja, mehrmals pro Monat	5 (11.9 %)	13 (25 %)	7 (13.5 %)
Ja, einmal pro Monat	7 (16.7 %)	5 (9.6 %)	7 (13.5 %)
Ja, weniger als einmal pro Monat	5 (11.9 %)	5 (9.6 %)	9 (17.3 %)
Nein, nicht mehr	20 (47.6 %)	20 (38.5 %)	22 (42.3 %)

Anmerkungen. AKG = aktive Kontrollgruppe mit Musikintervention, EG1 = 11 Minuten Yoga Nidra, EG2 = 30 Minuten Yoga Nidra

Parallele Durchführung anderer Meditationen Hierbei wird getestet, ob die Anwendung weiterer Meditationen parallel zur Intervention die Effekte moderiert (1 = „keine" bis 5 = „sehr viel"). In der Vorgängerstudie konnte gezeigt werden, dass je mehr andere Achtsamkeitsübungen bzw. Meditationen parallel zur Intervention durchgeführt wurden, desto höher die Ausprägung der allgemeinen Lebenszufriedenheit war (Moszeik, 2016). Dieser Effekt konnte auch in der aktuellen Studie bestätigt werden, jedoch auf einer anderen Variablen: Je mehr Durchführung anderer Meditationen parallel zu den 11 Minuten Yoga Nidra, desto stärker das Absinken von Depression, $est. = -0.09$, $se = 0.05$, $LR(1) = 3.74$, $p = .026$. Alle anderen Variablen blieben von dieser Moderation unberührt. In der EG2 zeigt sich, dass die Effekte auf:

- Beobachten, $est. = -0.22$, $se = 0.09$, $LR(1) = 6.15$, $p = .007$,
- Akzeptieren ohne Bewertung, $est. = 0.19$, $se = 0.11$, $LR(1) = 2.95$, $p = .043$
- die Steigung der Aufwachreaktion, $est. = 0.16$, $se = 0.10$, $LR(1) = 2.64$, $p = .052$

signifikant durch die parallele Durchführung weiterer Meditationen moderiert werden: Je mehr Durchführung anderer Meditationen neben den 30 Minuten Yoga Nidra, desto niedriger der Anstieg von Beobachten und desto stärker der Anstieg von Akzeptieren ohne Bewertung. Die Steigung der Aufwachreaktion ist für Personen, die parallel weitere Meditationen durchführten, ebenfalls steiler, wenn auch nur knapp signifikant. In der AKG zeigt sich kein signifikanter Zusammenhang mit der Durchführung weiterer Meditationen.

Subjektive Bewertung Wie bereits in der Vorgängerstudie gezeigt werden konnte, beeinflusste die subjektive Bewertung der Intervention signifikant die Wirkung der Meditation auf die abhängigen Variablen (besonders stark auf Stress, positiven Affekt und Schlafqualität). Tabelle 4.9 zeigt einen deskriptiven Überblick zur subjektiven Bewertung der jeweiligen Intervention in den drei Gruppen. Die an der vorliegenden Studie teilnehmenden Personen berichten insgesamt über eine ausgeprägte positive Bewertung der Intervention mit einem Mittelwert von 3.90 (SD = 0.77).

Tabelle 4.9 Deskriptive Kennwerte der subjektiven Bewertung der Intervention zu t2

	EG1 $n = 61$	*EG2* $n = 62$	*AKG* $n = 50$
Ich habe die Übung genossen. *M(SD)*	3.93(1.01)	3.87(1.21)	3.88(1.11)
Ich empfand das Informations-Video als hilfreich. *M(SD)*	3.43(1.11)	3.58(1.26)	3.34(1.34)
Ich empfand die vertiefenden Informations-Emails hilfreich. *M(SD)*	3.62(1.04)	3.63(1.12)	3.21(1.22)
Ich habe die Übung als einfach empfunden. *M(SD)*	4.12(0.98)	3.60(1.32)	4.22(1.05)
Ich würde die Übung gerne weiter machen. *M(SD)*	3.70(1.32)	3.92(1.37)	3.84(1.20)
Mich würden ähnliche Übungen auch interessieren. *M(SD)*	4.33(.94)	4.48(1.02)	4.27(1.17)
Ich würde auch gerne eine längere Version der Übung kennenlernen. *M(SD)*	4.38(1.00)	4.55(0.92)	4.48(0.97)
Gesamt subjektive Bewertung *M(SD)*	**3.91(0.65)**	**3.95(0.79)**	**3.80(0.88)**

Anmerkungen. t2 = direkt nach der Intervention, AKG = aktive Kontrollgruppe mit Musikintervention, EG1 = 11 Minuten Yoga Nidra, EG2 = 30 Minuten Yoga Nidra; Skala 1 (*trifft überhaupt nicht zu*) – 5 (*trifft vollständig zu*)

Es zeigt sich, dass eine hohe subjektive Bewertung die Wirkung der 11 Minuten Yoga Nidra signifikant für Beobachten, *est.* = 0.21, *se* = 0.09, *LR(1)* = 5.26, *p* = .009, und Beschreiben, *est.* = 0.15, *se* = 0.08, *LR(1)* = 3.61, *p* = .039, moderiert. Je positiver die Bewertung, desto stärker der Anstieg von Beobachten und Beschreiben.

Innerhalb der EG2 zeigt sich ein etwas anderes Bild. Die subjektive Bewertung moderiert die Wirkung der 30 Minuten Yoga Nidra auf Rumination, *est.* = −0.16, *se* = 0.07, *LR(1)* = 5.02, *p* = .013, Nichtreaktivität, *est.* = 0.21, *se* = 0.10, *LR(1)* = 4.13, *p* = .021, Akzeptieren ohne Bewertung, *est.* = 0.14, *se* = 0.08, *LR(1)* = 3.05,

$p = .040$ und „mit Aufmerksamkeit handeln", *est.* = 0.18, *se* = 0.07, *LR(1)* = 6.23, $p = .006$: Je positiver die Bewertung, desto stärker das Absinken von Rumination und desto stärker der Anstieg von Nichtreaktivität, Akzeptieren ohne Bewertung und „mit Aufmerksamkeit handeln".

Für Personen in der AKG moderiert die subjektive Bewertung die Effekte der Musikintervention auf Stress, *est.* = −0.17, *se* = 0.06, *LR(1)* = 6.56, $p = .005$, Beobachten, *est.* = 0.20, *se* = 0.07, *LR(1)* = 6.64, $p = .005$, Nichtreaktivität, *est.* = 0.23, *se* = 0.09, *LR(1)* = 6.00, $p = .007$, und die Gesamt-Cortisol-Konzentration, *est.* = −43.44, *se* = 20.65, *LR(1)* = 4.10, $p = .021$: Je positiver die Bewertung, desto stärker das Absinken von Stress und desto stärker der Anstieg von Beobachten und Nichtreaktivität. Sogar die Gesamt-Cortisol-Konzentration sinkt hier signifikant stärker ab, wenn die Musikintervention als sehr positiv wahrgenommen wurde.

Geschlecht Das Geschlecht hat keinen signifikanten Einfluss auf die Wirkung der Intervention in der EG2. In der EG1 zeig sich ein signifikanter Zusammenhang für die Cortisol-Aufwachreaktion mit *est.* = −0.26, *se* = 0.09, *LR*(1) = 6.90, $p = .009$. Männer zeigen in der EG1 einen noch größeren Effekt auf eine flachere Cortisol-Steigung am Morgen als Frauen. Außerdem zeigt sich ein marginal signifikanter Zusammenhang mit dem Anstieg von Beobachten, *est.* = −0.14, *se* = 0.07, *LR*(1) = 3.79, $p = .052$. Männer zeigen in der EG1 ein weniger starken Anstieg von Beobachten als Frauen. In der AKG zeigt sich ein signifikanter Zusammenhang für das Gesamt-Cortisol mit *est.* = 37.97, *se* = 17.37, *LR*(1) = 4.31, $p = .038$. Männer zeigen in der AKG einen noch steileren Anstieg an Cortisol als Frauen.

Alter Das Alter spielt in allen drei Interventionsgruppen eine Rolle: In der EG2 zeigt sich ein signifikanter Zusammenhang mit der Cortisol-Aufwachreaktion dahingehend, dass ältere Personen eine höhere Aktivierung am Morgen zeigen (*est.* = 0.17, *se* = 0.06, *LR*(1) = 6.89, $p = .009$). In der EG1 zeigen ältere Personen niedrigere Stresswerte (*est.* = −0.15, *se* = 0.06, *LR*(1) = 6.28, $p = .012$) und höhere Werte auf der Facette Beschreiben (*est.* = 0.18, *se* = 0.07, *LR*(1) = 6.43, $p = .011$). In der AKG schließlich zeigen ältere Personen eine größere Entspannung zum Abend hin bei einer steileren Cortisol-Abflachung (*est.* = −0.008, *se* = 0.003, *LR*(1) = 6.98, $p = .008$) und höhere Werte auf der Facette Aufmerksamkeit ohne Bewertung (*est.* = 0.22, *se* = 0.10, *LR*(1) = 4.68, $p = .031$).

Führungsposition und Schichtarbeit Eine Führungsposition scheint besonders für die EG1 geeignet zu sein denn hier zeigen sich die einzigen zwei signifikanten Zusammenhänge – mit einem stärkeren Absinken an Schlafstörungen (*est.* =

−0.07, *se* = 0.03, $LR(1) = 3.85$, $p = .050$) und einem Absinken der Cortisol-Gesamtkonzentration (*est.* = −29.98, *se* = 12.92, $LR(1) = 5.02$, $p = .025$). Schichtarbeit hingegen spielt keine Rolle für die Wirksamkeit der Interventionen.

Schulbildung Der Bildungsstand spielt nur innerhalb der AKG eine Rolle für die Wirksamkeit der Effekte der Musik. Personen mit höherem Schulanschluss zeigen eine höhere Entspannung zum Abend hin mit steileren Cortisol-Abflachungen (*est.* = −0.006, *se* = 0.002, $LR(1) = 6.74$, $p = .009$) sowie höhere Werte auf der Facette Beobachten (*est.* = 0.15, *se* = 0.07, $LR(1) = 4.09$, $p = .043$).

Kinder Ob die Personen Kinder hatten oder nicht spielt nur eine Rolle für die Wirksamkeit der Yoga Nidra Kurzform. Es zeigt sich, dass Personen mit Kindern ein höheres Absinken an Stress verzeichnen können (*est.* = −0.13, *se* = 0.06, $LR(1) = 4.15$, $p = .042$).

Sportlichkeit Sportlichkeit moderierte die Wirksamkeit der Intervention ebenfalls nur für die Yoga Nidra Kurzform. Es zeigt sich, dass sportliche Personen einen höheren Anstieg des Gesamt-Cortisols aufweisen (*est.* = 41.35, *se* = 13.05, $LR(1) = 8.86$, $p = .003$).

Wohnort Personen, die auf dem Land statt in der Stadt lebten, zeigten in der AKG eine signifikant flachere Aufwachreaktion (*est.* = −0.15, *se* = 0.07, $LR(1) = 4.56$, $p = .033$)

4.2.7 Qualitative Ergebnisse

Alle Personen aus EG1, EG2 und AKG konnten zu t2 in eigenen Worten den Haupteffekt und das Haupthindernis während der Übungszeit benennen (Tabelle 4.9 und 4.10). Weiterhin konnten die Personen in den Interventionsgruppen und in der aktiven Kontrollgruppe in einer offenen Antwort persönliche Erfahrungen schildern und auch besonders Veränderungen über die Zeit anmerken. Beispielhafte Zitate werden zur Veranschaulichung aufgeführt. Besonders die längere Meditation beschrieben die Teilnehmenden als anfänglich schwierig was den Umfang und die Geschwindigkeit betraf, jedoch eben dies über die Zeit verständlich und anwendbar wurde und dadurch schließlich positive Veränderungen eintraten.

Tabelle 4.10 Haupteffekt während der Intervention

	EG1 n = 56	*EG2 n = 58*	*AKG n = 49*
Abschalten, Ausruhen, Ausgleich, Entspannung, Gelassenheit	27	28	28
Achtsamkeitssteigerung	1	1	–
Aktivität, Anregung, Energie, Erfrischung, Kräftigung	3	5	3
Bewusstsein, Selbsterkenntnis, Zeit für sich selbst, Rückzug	6	5	5
Effektiv, wirkungsvoll, Zielerreichung, Hilfe	2	3	–
Zufriedenheit, Zuversicht, Selbstliebe, Genuss, Wohltuend	3	5	4
Klärung, Klarheit, Konzentration, Kopf frei, Zentrierung	7	6	2
Neu, Schöne Routine, Regelmäßigkeit	1	1	1
Schlafqualität, Tagtraum	–	–	2
Kein Effekt, Negativ, Zeitverschwendung, Unruhe, Ambivalent	6	4	4

Anmerkungen. t2 = direkt nach der Intervention, EG1 = 11 Minuten Yoga Nidra, EG2 = 30 Minuten Yoga Nidra, AKG = aktive Kontrollgruppe mit Musikintervention

Das Verständnis über die einzelnen Elemente der langen Meditation schien über die Zeit zuzunehmen und Techniken konnten verinnerlicht bzw. leichter angewendet werden. Thematisiert wurde das Einschlafen während der Meditation oder das Testen verschiedener Uhrzeiten zum Durchführen der Meditation. Entweder wurden die 30 Minuten als positive Auszeit betrachtet oder aber genau diese 30 Minuten waren zu viel, um andere private Aktivitäten zu machen. Auch gab es Teilnehmer:innen, die froh waren, die 30 Minuten nach dem Interventionszeitraum wieder anderweitig nutzen zu können oder denen es generell schwer fiel, sich auf die lange Zeit im Liegen und ohne Bewegung einzulassen.

Tabelle 4.11 Haupthindernis während der Intervention

	EG1 n = 55	*EG2 n = 59*	*AKG n = 48*
Zeitmangel, Unterwegs, Urlaub, keine Routine/Anpassung	19	27	16
Ablenkung, andere Prioritäten, Störungen	11	6	4
Arbeit, Haushalt	4	1	2
Fehlende Disziplin oder Motivation	1	2	6
Fehlende Energie oder Antrieb, Müdigkeit	2	7	6
Negative Gefühle bzgl. Intervention, keine Lust	5	4	3
Kontrollgruppe	–	–	1
Menstruation	–	–	1
Stress, Hektik, Unruhe, Termindruck	2	3	1
Überschätzung, Ernüchterung, Überforderung	1	1	1
Vergessen, nicht präsent genug	8	2	7
Konkrete Schwierigkeiten einzelner Wahrnehmungsübungen	1	–	–
Trauer	–	1	–
Eingeschlafen	–	1	–
Übung zu lang	–	4	–
Kein Hindernis	1	–	–

Anmerkungen. t2 = direkt nach der Intervention, EG1 = 11 Minuten Yoga Nidra, EG2 = 30 Minuten Yoga Nidra, AKG = aktive Kontrollgruppe mit Musikintervention

Andererseits empfanden Teilnehmende in der 11 Minuten Yoga Nidra Gruppe die Kürze der Meditation genau richtig oder hätten sich mehr Zeit gewünscht. Weitere einzelne Rückmeldungen bezogen sich auch auf Details der Übung wie z. B. das mehrmalige Benennen von Körperteilen oder die unterschiedliche Wahrnehmung von Schwere und Leichtigkeit. Die Teilnehmenden erlebten sehr persönliche/idiosynkratische Veränderungen und Gefühle in ihrem Alltag die sich auf körperliche Gesundheit, Erleichterung von Krankheitssymptomen, mehr positive Gefühle und Selbstbewusstsein bezogen. Positive Effekte zeigten sich in den verschiedensten Alltagssituationen. Negative Empfindungen oder Erlebnisse bestätigten die Ergebnisse in Tabelle 4.11 bzw. wurde wiederholt genannt, dass es schwer fiel wach zu bleiben, was in der Theorie des Yoga Nidra nicht unbedingt als Nachteil gewertet wird (vgl. Abschnitt 2.2). Generell wurde ein positiver Einfluss auf den Schlaf erwähnt.

Zitate aus der EG1 mit 11 Minuten Yoga Nidra „Meine schweren sich wiederholenden düsteren Gedanken wurden unterbrochen und das fühlte sich erleichternd an.“ „Ich habe einige Zeit gebraucht, um mich auf die Übung einlassen zu können. Jetzt entspanne ich mich schneller und lasse mich fast schon routiniert auf die Übung ein.“

> Anfangs bin ich nach der Körperrunde fast immer eingeschlafen, das hat sich im Laufe der Zeit verändert, und ich fand es sehr spannend auch den zweiten Teil bewusst zu erleben. Sehr interessant ist, dass ich immer wieder den zweiten Teil inhaltlich vergesse, und jedes Mal dann neugierig war, wie es jetzt nochmal weitergeht. Zum Schluss hin konnte ich es mir aber dann merken. Ich habe die Übung als sehr angenehm empfunden und sie hat mir Energie gegeben. Sehr oft habe ich sie nachmittags, wenn mein toter Punkt bei der Arbeit kam, dann gemacht und konnte gut danach wieder konzentriert weiterarbeiten. Vielen Dank! Andere Meditationsübungen habe ich auch gemacht, allerdings dann immer im Zusammenhang mit Yogapraxis.

Zitate aus der EG2 mit 30 Minuten Yoga Nidra

Als Yogalehrerin hatte ich meine übliche (unregelmäßige) Praxis aus *Asana, Pranayama* und Meditation. Zusätzlich habe ich an 8 – 9 Tagen Ihre Yoga Nidrapraxis eingefügt. Manchmal auch nur die Y.N. Übung ohne sonstige Praxis. Am Anfang erschien sie mir zu überladen mit Inhalten (bes. die Chakra-Visualisierung) und ich entwickelte Widerwillen dagegen. Mit jedem neuen Versuch konnte ich mich besser darauf einlassen, bis mir schließlich der Sinn einleuchtete. Mit jeder Praxis klärte sich mein Bewusstsein mehr, und wuchs der Zugang zu meinem Ziel (Sankalpa). Insofern hatte ich wirklich das Gefühl, dass diese Übung etwas verändern und bewirken kann. Leider wurde ich dann aber durch scheinbare äußere Umstände davon abgehalten, weiterzumachen.

Ich hatte keinerlei Erfahrung mit Achtsamkeitsübungen. Am Anfang konnte ich mich noch nicht so gut konzentrieren, aber schon nach einer Woche ging es besser und alles wurde mir vertrauter. Ich habe nahezu täglich die Übung gemacht, sie gehört schon zum Morgen dazu. Ich genieße erst die Schwere und dann die Leichtigkeit allein durch die Vorstellung. Nie hätte ich gedacht, dass allein die Vorstellung das auslösen kann! Sehr gut hat mir auch mein Satz getan, er hat sich oft bestätigt. Oder es ist mir manches bewusster geworden und hat mir zunehmend Vertrauen und Zuversicht gegeben. Mit den Symbolen konnte ich anfangs gar nichts anfangen. So geht es mir noch mit dem roten Dreieck. Aber die Sonnenblume fing nach 2 Wochen an zu wachsen und sogar sich zu bewegen. Was ich auch merke: am Ende der Übung strecke und dehne ich mich so sehr, wie ich es niemals brauche, wenn ich nur ruhig gelegen habe. Das Beste an der Übung ist, dass sie mich fast immer erfrischt und meine Stimmung danach ganz zuversichtlich ist. Das ist für mich ein wichtiger und sehr schöner Effekt! Danke!

Ich habe mich anfangs sehr schwer getan mit der absoluten Bewegungslosigkeit. Nach etwa einem Drittel der Zeit wurde das besser. Der Wechsel von Schwere zu Leichtigkeit begeistert mich in zunehmendem Maß. Ebenso die Details wie die Entwicklung von Dankbarkeit vor der Wiederholung des Vorsatzes am Ende der Übung. Ich liebe sehr das Lächeln als erste Bewegung!

Die Rückmeldungen aus der AKG mit 10 Minuten Musik Intervention zeigen sehr unterschiedliche emotionale Reaktionen auf die Art der Musik; entweder wurde sie positiv oder negativ, selten als neutral wahrgenommen. Die indischen Klänge waren für viele Teilnehmenden sehr ungewohnt und bisweilen unangenehm. Aber auch in der AKG zeigten sich deutlich positive Gewöhnungseffekte über die Zeit und führten zu mehr Entspannung und Ruhe.

Zitate aus der AKG mit 10 Minuten Musik „Das Einstellen einer Gewohnheit führte schon zu Vorfreude auf die Zeit der Übung.“ „Anfänglich habe ich sehr auf die Töne, Instrumente, den Rhythmus geachtet, dann wurde das immer weniger und ich habe einfach nur noch dem Klang gelauscht. Dann wurden die Gedanken ruhiger. Oft bin ich während dessen sogar eingeschlafen.“

Anfangs empfand ich die Melodie sehr gewöhnungsbedürftig. An den ersten Tagen, hat es mich vor allem der erste Teil manchmal sogar genervt. Ca. ab dem sechsten/siebten Mal wurde es langsam besser und ich konnte mich entspannen. Gegen Ende war ich häufiger so entspannt, dass ich im Anschluss auf der Couch eingeschlafen bin.

Ergebnisse der WKG Schließlich hatten auch die Teilnehmenden in der WKG die Möglichkeit persönliche Rückmeldungen während dem Studienzeitraum abzugeben. 36 Personen gaben zu t2 und 28 zu t3 offenes Feedback. Dabei zeigte sich, dass viele Personen Achtsamkeitsübungen diverser Formen machen, was in der vorliegenden Arbeit auch als Kontrollvariable berücksichtigt wird. Nach Beendigung der Studie durften sie außerdem eine der drei Interventionen frei wählen und wurden anschließend ebenso zwei Monate mit Informationsemails und Erinnerungen begleitet. Von den verbliebenen 35 Personen wählten 16 Personen die 11 Minuten Yoga Nidra, 11 Personen die 30 Minuten Yoga Nidra und acht Personen die 10 Minuten SOM Entspannungsmusik. Bezüglich der subjektiven Bewertung (Skala 1 *trifft überhaupt nicht zu*, 5 *trifft vollständig zu*), zeigten sich folgende Werte:

- 11 Minuten Yoga Nidra, $M = 3.91$ ($SD = 0.60$)
- 30 Minuten Yoga Nidra, $M = 4.14$ ($SD = 0.65$)
- 10 Minuten SOM Musik, $M = 3.64$ ($SD = 0.68$)

Im Vergleich zu den Ergebnissen der Hauptstudie zeigt sich ein ähnliches Bild, wobei die Bewertung der langen Meditation etwas höher und die der Musikintervention etwas niedriger ausfällt.

Diskussion 5

In diesem Abschnitt werden zunächst die Ergebnisse der Studie zusammengefasst und mögliche Erklärungen diskutiert. Dabei wird Bezug zu vorangegangen Arbeiten genommen und Unterschiede sowie Gemeinsamkeiten herausgestellt. Schließlich werden die Besonderheiten der Studie kritisch reflektiert und ein Ausblick auf zukünftige Forschungsbereiche und offene Fragen gegeben.

5.1 Effekte von Yoga Nidra

Ziel der vorliegenden Arbeit war es, die Wirksamkeit der 11 Minuten Kurzform von Yoga Nidra im Vergleich zu einer WKG zu replizieren, mit Berücksichtigung einer AKG mit Musikintervention abzusichern und in Bezug zu 30 Minuten Yoga Nidra als Langform zu erweitern. Dabei ging es neben der differenzierteren Betrachtung von Achtsamkeit und weiteren Facetten des Wohlbefindens (Stress, Angst, Depression, Rumination, Lebenszufriedenheit, Schlafqualität) auch um einen Einbezug von Persönlichkeitsmerkmalen als mögliche Moderatoren. Darüber hinaus sollte die vorliegende Arbeit die Wirksamkeit der Meditation auf biologischer Ebene mittels Speichel-Cortisol-Analysen nachweisen. Außerdem sollte die Stichprobe möglichst groß und divers sein.

5.1.1 Effekte der Yoga Nidra Kurzform im Vergleich zur WKG

Die Effekte der Yoga Nidra Kurzform im Vergleich zur WKG konnten grundlegend repliziert werden (vgl. Moszeik, 2016; Moszeik et al., 2020): 11 Minuten

E. N. Moszeik, *Die Wirkung von Yoga Nidra Meditation auf emotionale, kognitive und biologische Faktoren des Wohlbefindens*,
https://doi.org/10.1007/978-3-658-50326-0_5

Yoga Nidra hatten einen signifikanten Einfluss mit kleinen Effektgrößen ($d = 0.08–0.16$) auf Stress, Angst, Depression, Rumination, Lebenszufriedenheit, Schlafqualität, Nichtreaktivität und Akzeptieren ohne Bewertung. Den größten Effekt hatte die Kurzform dabei auf ein Absinken von Angst ($d = -0.16$). Hinsichtlich Lebenszufriedenheit und Schlafqualität beinhalteten die KIs Null, weshalb diese Werte mit Vorsicht betrachtet werden sollten. Der Effekt auf die Lebenszufriedenheit als kognitiver Aspekt des Wohlbefindens wurde auch in der Vorgängerstudie mit Vorsicht interpretiert, da er sehr klein war und die Konfidenzintervalle nicht ganz auf einer Seite von Null lagen; dies verdeutlicht die Wirkung der Kurzform auf eher affektive Teile des Wohlbefindens. Die signifikanten Effekte blieben zum follow-up für alle Variablen größtenteils erhalten (72.77 – 90.74 %).

Für Beobachten, Beschreiben, „mit Aufmerksamkeit handeln“ und die Cortisol-Werte zeigten sich keine signifikanten Effekte im Vergleich zur WKG. Allerdings wurden nach Berücksichtigung der Häufigkeit der Durchführung alle drei Cortisol-Werte signifikant. Wenn die kurze Meditation also häufig genug durchgeführt wurde, zeigten sich auch Veränderungen auf biologischer Ebene – die Gesamt-Cortisol-Konzentration sank und die Steigung der Aufwachreaktion sowie die Tagesabflachung waren steiler. Dies entspricht einer höheren Aktivierung am Morgen und einer größeren Entspannung am Abend. Außerdem wurde die Cortisol Tagesabflachung zu t3 noch einmal steiler, was darauf hindeutet, dass biologische Werte nach einem längeren Meditationszeitraum durch die kurze Yoga Nidra Einheit weiter beeinflusst werden können. Steilere Tagesabflachungen werden mit höherem Wohlbefinden in Verbindung gebracht (Pretscher et al., 2021).

Somit konnten die Effekte der Kurzform durch die vorliegende Arbeit bestätigt als auch erweitert werden. Die genaue Betrachtung der Effekte auf Achtsamkeit zeigte, dass die Kurzform auf Bereiche wirkt, die sich dadurch auszeichnen, von belastenden Gedanken Abstand nehmen (Nichtreaktivität) und die eigenen Gedanken und Gefühle akzeptieren zu können (Akzeptieren ohne Bewertung). Die eher externalen Komponenten der Achtsamkeit, wie das in Worte fassen von Gefühlen (Beschreiben), verstärkte Wahrnehmen von Empfindungen (Beobachten) und konzentrierte Handeln (mit Aufmerksamkeit handeln) wurden nicht signifikant von der Kurzform beeinflusst.

5.1.2 Effekte der Yoga Nidra Kurzform im Vergleich zur AKG

Im Vergleich zur AKG hatten 11 Minuten Yoga Nidra einen signifikanten Einfluss in kleinen Effektgrößen nur für Depression (13 % Verbesserung der SD, entspricht einem Effekt von $d = 0.13$), was zum follow-up fast vollständig erhalten blieb (97.38 %). Es zeigte sich also, dass die Effekte der Kurzform gegenüber der AKG nur für ein stärkeres Absinken an Depression relevant blieben. Wichtig zu beachten ist bei diesem Effekt, dass die Werte für Depression in der AKG sogar von t1 zu t2 anstiegen. Bei näherer Betrachtung zeigte sich, dass hier besonders die Komponente Euthymie bzw. Heiterkeit, im Vergleich zur AKG, anstieg (vgl. Abbildung 4.3). Die AKG zeigte gegenüber der WKG nur für Lebenszufriedenheit einen signifikanten Effekt (7 % Verbesserung der SD, entspricht einem Effekt von $d = 0.07$). Interessanterweise scheint also die Musikintervention grade dort zu greifen, wo es die Yoga Nidra Kurzform nicht so stark tut. Um die Lebenszufriedenheit als kognitive Komponente des Wohlbefindens zu steigern, braucht es also vielleicht einen anderen Zugang als weitere kognitive Ansprache durch Instruktionen, wie in Yoga Nidra. Musik als Intervention könnte hier besser greifen, da es keiner kognitiven Anstrengung bedarf. Im Vergleich zu den Effekten von Yoga Nidra, blieb dieser Effekt der Musik jedoch zu t3 nicht erhalten (0.36 %). Diese Ergebnisse sollten in Folgestudien repliziert werden.

5.1.3 Effekte der Yoga Nidra Kurzform im Vergleich zur Langform

Schließlich zeigte der Vergleich zwischen EG1 und EG2, dass die Langform im Vergleich zur Kurzform weiteren signifikanten Gewinn in kleinen Effektgrößen nur auf „mit Aufmerksamkeit handeln" (10 % Verbesserung der SD, entspricht einem Effekt von $d = 0.10$) nur) erreichte. Die Effekte blieben zu t3 teilweise erhalten (44.87 %). Es zeigte sich also, dass durch eine längere Einheit Yoga Nidra das aufmerksame Handeln verstärkt werden kann. Dieses zeichnet sich im FFMQ (Five-Facet Mindfulness Questionnaire) insbesondere durch Fokus und geringe Ablenkbarkeit aus. Da es bisher keine vergleichbaren Studien gibt, ist eine Replikation der Ergebnisse bedeutsam. Die Vermutungen aus der Vorgängerstudie, dass eine längere Einheit Yoga Nidra besonders kognitive Komponenten des Wohlbefindens (Lebenszufriedenheit und Rumination) stärker beeinflussen soll (Moszeik, 2016), konnten nicht bestätigt werden.

Die Wirkung von Meditation durch Aufmerksamkeitsregulation/ Achtsamkeit wird von Hölzel et al. (2011) u. a. durch eine niedrige Ablenkbarkeit gekennzeichnet. Dies würde die Effekte mit Wirksamkeit auf achtsames Handeln stützen. Darüber hinaus kann Aufmerksamkeitsregulation nach Lao et al. (2016) einen Anstieg an kognitiver Flexibilität fördern, was durch explizite Skalen in zukünftiger Forschung untersucht werden müsste (vgl. De-Automatisierung in der Achtsamkeitsbasierten kognitiven Therapie). Dies würde darauf hindeuten, dass kognitive Flexibilität insbesondere mit längeren Meditationen einher geht.

Vorerfahrung Je erfahrener die Personen in der EG1 zu t1 waren, umso stärker das Absinken von Depression und desto stärker der Anstieg bei Beschreiben. In der EG2 hingegen profitierten eher weniger erfahrene Personen: Je erfahrener die Personen in der EG2 zu t1 waren, umso weniger stark der Anstieg an Lebenszufriedenheit. Die Unterschiede zwischen EG1 und EG2 erweitern das Verständnis zur Wirksamkeit von Meditation und könnten dahingehend erklärt werden, dass Personen die bereits viel meditieren nicht noch eine andere lange Meditation brauchen, sondern dies dann eher Zuviel des Guten sein könnte.

Subjektive Bewertung Die subjektive Bewertung zeigte in allen Gruppen signifikante Effekte und verdeutlicht die Wichtigkeit der Passung zwischen Person und Intervention. Allerdings konnten die Ergebnisse der Vorgängerstudie nicht bestätigt werden, denn in der EG1 der vorliegenden Studie zeigten sich nur zwei relevante Zusammenhänge: Je positiver die Bewertung, desto stärker der Anstieg von Beobachten und Beschreiben in der EG1. In der EG2 zeigte sich mit positiver Bewertung ein stärkeres Absinken von Rumination und ein stärkerer Anstieg von Nichtreaktivität, Akzeptieren ohne Bewertung und „mit Aufmerksamkeit handeln. Es kann also vermutet werden, dass die subjektive Bewertung in unterschiedlichen Stichproben auch zu unterschiedlichen Zusammenhängen führt, da sie eben sehr individuell ist. Da Menschen unterschiedlich sind, wäre es für zukünftige Studie im Sinne einer Personalisierung sinnvoll, den Proband:innen nicht nur eine, sondern vielleicht zwei verschiedene Interventionen anzubieten, die sie je nach Zeit und Bedarf durchführen können. Dies könnte nicht nur das Comittment, sondern auch den Erfolg vor allem längerer Meditationen fördern.

5.1.4 Effekte der Yoga Nidra Langform im Vergleich zur AKG

Im Vergleich zur AKG hatten 30 Minuten Yoga Nidra einen signifikanten Einfluss in kleinen Effektgrößen (ca. 6–9 % Verbesserung der SD, entspricht Effektstärken von $d = 0.06$–0.09) für Depression und marginal auch für Stress, Rumination und die Steigung der Aufwachreaktion. Nur für Depression lagen die KIs fast komplett auf einer Seite von Null. Die Effekte blieben alle größtenteils zum follow-up erhalten (58.45 % – 94.71 %). Besonders der Effekt auf Stress, Depression und Rumination blieb erhalten, wohingegen die Werte für Cortisol weniger nachhaltig waren. Auch hier zeigte sich, dass die längere Einheit Yoga Nidra den Effekt der 11 Minuten Kurzform in Bezug zur AKG übertrifft. Wichtig dabei zu beachten ist, dass sich die EG2 insbesondere durch die Länge von 30 Minuten von den beiden kurzen Interventionen (10 und 11 Minuten) unterscheidet. Zukünftige Studien sollten hier auch eine aktive Kontrollgruppe mit einer längeren Musik untersuchen. Je positiver die Bewertung der Musik in der AKG, desto stärker das Absinken von Stress sowie Gesamt-Cortisol und desto stärker der Anstieg von Beobachten und Nichtreaktivität.

5.1.5 Effekte der Yoga Nidra Langform im Vergleich zur WKG

Im Vergleich zur WKG hatten 30 Minuten Yoga Nidra einen signifikanten Einfluss in kleinen Effektgrößen (ca. 10–20 % Verbesserung der SD, entspricht Effektstärken von $d = 0.08$–0.19) auf Stress, Angst, Depression, Rumination, Schlafqualität, Beobachten und die Steigung der Aufwachreaktion. Für Stress, Rumination, Schlafqualität und Beobachten lagen die KIs vollständig auf einer Seite von Null, grenzwertig auch für Angst, Depression und die Steigung der Aufwachreaktion. Den größten Effekt hatte die Langform Yoga Nidra auf ein Absinken von Stress ($d = -0.19$). Die Effekte blieben alle größtenteils zum follow-up erhalten (82.56 – 88.13 %). Für Lebenszufriedenheit, Nichtreaktivität, Beschreiben, Aktzeptieren ohne Bewertung, „mit Aufmerksamkeit handeln", Gesamt-Cortisol und Tagesabflachung zeigten sich keine signifikanten Effekte im Vergleich zur WKG. Eine häufige Durchführung verstärkte jedoch das Absinken von Rumination und das Ansteigen von Nichtreaktivität und „mit Aufmerksamkeit handeln". Außerdem führte es dazu, dass die Steigung der Aufwachreaktion weniger stark abflachte und die Gesamt-Cortisol-Konzentration weniger steil absank. Dies entspricht einer stärkeren biologischen Aktivierungsreaktion, die mit Bezug zu den subjektiven Veränderungen als förderlich eingeschätzt werden kann.

Fazit: Wirkmechanismen von Yoga Nidra Die Kurzform wirkte am stärkstem auf ein Absinken von Angst und besonders auf die Komponente Besorgnisneigung, die Langform wirkte am stärksten auf ein Absinken von Stress. Beide wirkten ebenfalls sehr gut auf ein Absinken von Depression, vor allem im Vergleich zur AKG. Diese Ergebnisse bestätigen zum einen die Aktivierung des Parasympathikus und ein Absinken des Erregungsniveaus als auch die Möglichkeit zur Emotionsregulation (z. B. Jensen et al., 2012).

Im Vergleich zu den beiden Kontrollgruppen wird der Einfluss der Langform auf ein Absinken der Aufwachreaktion besonders deutlich (vgl. Abbildung 4.8), was darauf hindeutet, dass Meditierende in der EG2 entspannter in den Tag starteten. Dies passt zu dem gefundenen stärksten Effekt der EG2 auf ein Absinken von Stress und der Aussage von Pruessner et al. (1999), dass die Cortisol Aufwachreaktion positiv mit Stress zusammenhängt. In der vorliegenden Arbeit konnte dieser Befund also in Form von subjektiver Selbsteinschätzung und biologischer Veränderung bestätigt werden. Allerdings zeigte sich bei häufiger Durchführung der langen Meditation, dass die Steigung der Aufwachreaktion weniger stark abflachte und die Gesamt-Cortisol-Konzentration weniger steil absank. Dies würde darauf hindeuten, dass mehr Meditation auch mehr aktiviert.

Außerdem zeigte auch die Kurzform signifikante Effekte auf alle drei biologischen Werte, wenn die Meditation häufig genug durchgeführt wurde. Man könnte also als Fazit festhalten, dass es entweder kurze und häufige oder lange Meditationen braucht, um Veränderungen auf biologischer Ebene zu erreichen. Ob und in welcher Richtung die Aktivierung morgens steigt (Kurzform) oder sinkt (Langform) muss individuell als förderlich oder einschränkend beurteilt werden.

Körperbewusstsein Weiter wird in Bezug auf das Wirkmodell der vorliegenden Arbeit das Körperbewusstsein von Hölzel et al. (2011) mit der Facette Beobachten in Zusammenhang gebracht; diese konnte ebenfalls erst durch die Langform signifikant beeinflusst werden und würde darauf hinweisen, dass längere Meditationen eine gesteigerte Körperwahrnehmung implizieren.

Achtsamkeit Bei der differenzierten Betrachtung von Achtsamkeit zeigten sich Unterschiede und zwar dahingehend, dass die Kurzform auf Nichtreaktivität und Akzeptieren ohne Bewertung und die Langform auf Beobachten und „mit Aufmerksamkeit handeln“ wirkte. Dies sind erste Ergebnisse in der differenzierten Wirksamkeit auf Achtsamkeit und müssten in Folgestudien repliziert werden.

Nichtreaktivität und Akzeptieren ohne Bewertung beziehen sich beide auf den Umgang mit Gedanken und Gefühlen, wohingegen „mit Aufmerksamkeit handeln" als auch Beobachten Wahrnehmungen im Außen definieren. Somit könnten diese Befunde darauf hindeuten, dass eine kürzere Meditation eher innere Vorgänge, eine längere Meditation äußere Handlungen beeinflussen kann.

Emotionsregulation Zur Erklärung der gefundenen Effekte wird noch einmal auf die im Wirkmodell dargestellten Prozesse der Konfrontation mit Emotionen und mögliche Extinktion solcher durch die Meditation hingewiesen: Durch die Beobachtung und Distanz zu Gefühlen kann eine Neubewertung entstehen, die auch mit der Erfassung der einzelnen Achtsamkeitsfacetten zusammenhängt (z. B. Nichtreaktivität und Aufmerksamkeit ohne Bewertung). Für folgende Studien wird empfohlen diese Prozesse der Emotionsregulation als zentralen Wirkmechanismus zu prüfen, um weitere nachhaltige Effekte durch Meditation bzw. Yoga Nidra zu erreichen (vgl. Hölzel et al., 2011; Sedlmeier). Dabei wäre eine Erfassung mit expliziten Skalen zur Emotionsregulation interessant (z. B. SEK-27, Berking & Znoj, 2011).

Autosuggestion In Bezug auf den persönlichen Vorsatz während Yoga Nidra (Sankalpa) und die Wirkmechanismen von Autosuggestion wird empfohlen diese Effekte, in Anlehnung an Myga et al. (2022), genauer zu beleuchte: Die Autorinnen empfehlen, das neurokognitive Konzept der Autosuggestion mit folgenden drei Faktoren zu betrachten: „Reinstallierung" bzw. Rückversetzung in Erinnerungen, „Reiteration" bzw. Wiederholung des Vorsatzes und volitionale aktive Kontrolle der eigenen physiologischen Zustände. Darüber hinaus weisen Sie auf die Möglichkeit hin, durch Autosuggestion eine mögliche Überschreibung von unerwünschten mentalen Zuständen zu erreichen. Die Autorinnen geben weiterhin eine Empfehlung zur Erstellung experimenteller Studien mit Autosuggestionen als Intervention, welche zukünftige Forschung vergleichbarer machen kann. Mit dem persönlichen Vorsatz wird also die Richtung vorgegeben, die die Person als Ziel der Meditation angibt. Ob diese positive Selbstinstruktion sich jedoch verwirklicht hat und wenn ja, was das genau bedeutet, muss in Folgestudien untersucht werden: Wenn z. B. eine Person als Vorsatz „Ich vertraue dem Leben" gewählt hat, müsste zunächst erfragt werden, was dies genau für die Person bedeutet. Schließlich könnte dann geprüft werden ob sich die gewünschte Veränderung im eigenen Erleben und Verhalten zeigt. Die Verwirklichung des persönlichen Vorsatzes wurde in der vorliegenden Studie nicht direkt erfragt und sollte in Folgestudien als Erfolgskriterium der Meditation untersucht werden. Satyananda (1980) betont, dass durch die Verwendung eines bewusst gewählten Sankalpas (persönlicher Vorsatz) auch tiefliegende Ängste gelöst werden können: „Keine Angst ist so tief verwurzelt, dass sie nicht durch eine solche Kraft

(Sankalpa) ausgerissen werden kann.“ Dies müsste empirisch geprüft werden. Um kognitive Veränderungen zu erklären und eine positive Ausrichtung zu verstärken, könnte auch ein Bezug zur erlebten Meditationstiefe hergestellt bzw. diese erfragt werden. Eine Frage dazu könnte lauten, ob die Meditierenden leicht in den Zustand innerer Ruhe gelangen konnten oder ob es Ihnen schwerfiel. Eine Erfassung beider Skalen des *Rumination-Reflection Questionnaire* wäre ebenfalls interesant, um die förderliche Seite der kognitiven Fähigkeit zu erfassen (RRQ; König, 2012), Auch könnte nach körperlichen Reaktionen genauer gefragt werden, z. B. ob und wie oft sie einschliefen und ob sie ein Gefühl der körperlichen Aktivierung verspürten.

Selbstperspektive Selbstperspektive als nach Hölzel et al. (2016) beschriebene Fähigkeit des nicht wertenden Beobachtens wird auch durch die Facetten der Achtsamkeit erfasst und konnte in der vorliegenden Studie durch alle drei Interventionen verstärkt werden. Die Fähigkeit des Perspektivenwechsels sollte in zukünftigen Studien weiter untersucht werden, um das Konzept näher zu verstehen. Neben der Erfassung durch Skalen könnten dazu auch Übungen zum Perspektivenwechsel in persönlich angeleiteten Trainings erfolgen. Auch wäre es möglich situative Fragen im Online-Setting einzubauen, um die Fähigkeit der Selbstperspektive zu fördern.

Spirituelle Ausrichtung Die spirituelle Ausrichtung war kein Fokus der vorliegenden Arbeit, sollte aber für Folgestudien konkreter berücksichtigt werden. Es wäre nicht nur interessant zu erfragen, ob die Meditierenden sich selbst als spirituell erachten, sondern auch was genau das für sie persönlich bedeutet und wie es sich im Alltag darstellt. Spiritualität kann nach Kristeller (2010) als Mitgefühl oder auch Verbindung zu einem höheren Ideal verstanden werden und positiv mit den Effekten der Meditation zusammenhängen.

Schließlich können Folgestudien die Aufstellung des Wirkmodells bei genauerer Betrachtung hierarchisch anpassen, falls z. B. kognitive oder handlungsbezogene Prozesse erst im späteren Verlauf oder bei speziellen Interventionen beeinflusst werden können. Allerdings müssten zukünftige Studien die Mechanismen durch Mediatoranalysen oder durch experimentelle Manipulationen näher analysieren.

5.2 Einfluss von Persönlichkeitsmerkmalen

Persönlichkeitsmerkmale als Moderatoren beeinflussten die Wirkung der jeweiligen Intervention auf unterschiedliche Weise. Wichtig bei der Interpretation der Ergebnisse ist, dass es sich um rein korrelative Zusammenhänge handelt, auf welcher Basis keine grundsätzliche Kausalität begründet werden kann.

5.2.1 Offenheit für Erfahrungen als Moderator

Offenheit für Erfahrungen spielte besonders im Bereich Achtsamkeit eine entscheidende Rolle für die Wirkung der 11 Minuten Yoga Nidra Meditation. Es zeigten sich höhere Werte für Beobachten, Beschreiben und „mit Aufmerksamkeit handeln". In der EG2 erreichten offenere Personen ein stärkeres Absinken an Rumination, einen größeren Anstieg an Beobachten und eine flachere Steigung der Aufwachreaktion – sie waren somit am Morgen entspannter bzw. zeigten morgens eine weniger starke Cortisol-Ausschüttung. Damit könnten erste Erklärungen dahingehend lauten, dass offene Personen von sowohl kurzen als auch langen Meditationen unterschiedlich profitieren und was die biologischen Effekte angeht eine Langform besser geeignet ist. Die gefundenen Effekte bestätigen somit die Befunde von Sedlmeier (2016) dahingehend, dass Offenheit für Erfahrungen die Effekte von Yoga Nidra als Form von achtsamkeitsbasierter Meditation verstärken kann, wobei Offenheit bei ihm eher als „Unvoreingenommenheit" definiert wurde. Eine mögliche Erklärung dafür kann sein, dass offene Personen einen leichteren Zugang zu längeren Meditationen finden, weil sie dieser Erfahrung positiv und neugierig gegenübertreten und weiter eine größere psychologische Flexibilität aufweisen (Nyklíček & Irrmischer, 2017). Diese psychologische Flexibilität zeigt sich auch im leichteren Zugang zu unkonventionellen Interventionen, den eigenen Gefühlen und Gedanken bzw. dem Interesse an der Wahrnehmung solcher internalen Vorgänge (vgl. Krick & Felfe, 2020).

In der AKG hatte Offenheit für Erfahrungen keinen signifikanten Effekt auf die Wirkung der 10 Minuten Musikintervention, was darauf hinweisen könnte, dass die dargebotene Musik die Denkweise „offener" Personen nicht stimuliert bzw. das Merkmal Offenheit und seine Betrachtung als Intellekt (Rammstedt et al., 2012) eher durch kognitive Ansprache funktioniert. Jedoch ist zu beachten, dass die Erfassung von Offenheit durch den BFI-K nur einen Teil dieses Merkmals erfragen kann und Offenheit als besonders heterogen gilt (z. B. Rammstedt & John, 2005). In Zukunft wäre speziell für meditationsbasierte Intervention die Facette intellektuelle Neugierde interessant zu betrachten.

5.2.2 Gewissenhaftigkeit als Moderator

Sehr gewissenhafte Personen in der EG1 erreichten ein stärkeres Absinken von Stress aber einen Anstieg des Gesamt-Cortisols. Weiter zeigten sie ein stärkeres Ansteigen an Lebenszufriedenheit, Nichtreaktivität und Beschreiben. In der EG2 erreichten sehr gewissenhafte Personen ein stärkeres Absinken an Depression und eine flachere Steigung der Aufwachreaktion sowie ein stärkeres Ansteigen an Lebenszufriedenheit, Nichtreaktivität, Beschreiben und „mit Aufmerksamkeit handeln". Dabei ist besonders interessant, dass die Lebenszufriedenheit als kognitive Komponente des Wohlbefindens gilt und Yoga Nidra ohne Berücksichtigung der Persönlichkeitsmerkmale eher auf affektive Komponenten des Wohlbefindens wirkte. Gewissenhaftigkeit scheint also die Effekte auf kognitive Komponenten des Wohlbefindens zu verstärken. Zukünftige Studien könnten diese Erkenntnisse vertiefen, indem sie Persönlichkeitsmerkmale auch als Outcome und als Mediator meditationsbasierter Intervention betrachten.

Die biologischen Werte konnten für gewissenhafte Personen erst durch die längere Meditation in der erwünschten Richtung beeinflusst werden, nämlich einem entspannteren Start in den Tag durch eine flachere Aufwachreaktion. In der EG1 mit der kurzen Meditation hingegen könnte der Anstieg an der Gesamt-Cortisol-Konzentration in Verbindung mit den übrigen Effekten darauf hindeuten, dass gewissenhafte Personen einen Anstieg an Eustress bzw. verstärkter biologischer Aktivierung erlebten, da die subjektiv eingeschätzten Variablen in der erwünschten Richtung lagen. Allerdings ist die Befundlage für die Effekte von Interventionen auf Eustress nicht belegbar (vgl. Bienertova-Vasku et al., 2020) und entsprechende Effekte müssten in zukünftiger Forschung belegt werden.

In der AKG zeigten besonders gewissenhafte Personen einen Anstieg an Nichtreaktivität und ein Absinken der Gesamt-Cortisol-Konzentration. Ob das Absinken in der AKG oder das Ansteigen in der EG1 als besser oder schlechter interpretiert werden kann, kann die vorliegende Arbeit nicht pauschal beantworten. Vielmehr zeigen die Ergebnisse wie wichtig die Betrachtung von Cortisol im Verlauf des Tagesprofils ist und das die Verläufe auch im Bezug zu subjektiver Selbsteinschätzung betrachtet werden müssen. Somit könnten beide Veränderungen als positiv gewertet werden, in der EG1 als gesteigerten Antrieb, in der AKG als einen Anstieg an Entspannung. In Anlehnung an Pruessner et al. (1999), die darauf hinwiesen, dass Personen mit hoher Burnout-Ausprägung niedrigere Gesamt-Cortisol-Werte zeigten, was auch mit einem verringerten Antrieb zusammenhängen könnte, würde dies die Befunde dahingehend erweitern, dass zusätzliche Einschätzungen der Proband:innen individuelle Effekte zeigen können.

Gewissenhafte Personen profitierten in der vorliegenden Studie also von allen Interventionen in unterschiedlicher Weise, was damit zusammenhängen könnte, dass sie die Teilnahme an der Studie besonders ernst nahmen und die Vorgaben in der jeweiligen Gruppe leichter akzeptierten (vgl. de Vibe et al., 2013). Außerdem ist zu beachten, dass die Personen der vorliegenden Arbeit im Vergleich zu einer repräsentativen Stichprobe gewissenhafter waren.

5.2.3 Neurotizismus als Moderator

Neurotische Personen in der EG1 zeigten einen Anstieg an Stress und Angst sowie ein Absinken von Nichtreaktivität und Akzeptieren ohne Bewertung. 11 Minuten Meditation reichten also vielleicht für neurotische Personen nicht aus, da sie emotional zu stark belastet waren. Akzeptieren ohne Bewertung spielt außerdem eine wichtige Rolle für die Emotionsregulation und mögliche Extinktion negativer Emotionen (vgl. Hölzel et al., 2011). In der EG2 hingegen moderierte Neurotizismus den Effekt der 30 Minuten Yoga Nidra auf ein Ansteigen der Lebenszufriedenheit sowie ein Absinken der Gesamt Cortisol-Konzentration. Wie bereits bei Gewissenhaftigkeit und von Pruessner et al. (1999) diskutiert wurde, kann ein Absinken des Cortisols nicht per se als positiv interpretiert werden. In Zusammenhang mit dem Anstieg an Lebenszufriedenheit lässt sich jedoch für die vorliegende Arbeit vermuten, dass die lange Meditation einen Anstieg an Wohlbefinden auf mentaler als auch biologischer Ebene möglich machte. Dies bestätigt die Befunde von de Vibe et al. (2013) dahingehend, dass neurotische Personen von Achtsamkeitsinterventionen profitieren können. Da neurotische Personen stärker emotional belastet bzw. labiler sind, könnte jedoch eben dieser längere Input nötig sein, um eine ausgleichende Wirkung zu erzielen. Eine mögliche Erklärung in Zusammenhang mit den vorgestellten Wirkmechanismen von Yoga Nidra bezieht sich auf die mögliche Emotionsregulation und unterstützt dabei auch die These von de Vibe et al. (2013). Dabei spielt der Prozess der Konfrontation, Extinktion und möglichen Neubewertung eine wichtige Rolle, um überhaupt erst Zugang zu den negativen Affekten zu erhalten und diese möglicherweise durch die entspannte Umgebung der Meditation auflösen zu können (vgl. Hölzel et al., 2011; Krick & Felfe, 2020). Während Yoga Nidra geht es immer wieder um das Beobachten von Gedanken und Gefühlen (Konfrontation). Auch negative Gefühle können geprüft und Distanz zu ihnen aufgebaut werden (Extinktion), wodurch eine Neubewertung der Emotion möglich wird.

In der AKG moderierte Neurotizismus die Wirkung der 10 Minuten Musikintervention auf ein Absinken der Nichtreaktivität. Neurotische Personen konnten hier weniger gut Abstand von belastenden Gedanken nehmen. Auch die kurze Musikintervention in der AKG reichte also nicht aus, um die möglichen positiven Effekte für neurotische Personen zu verstärken.

5.2.4 Extraversion als Moderator

Extraversion verringerte den Effekt auf ein Absinken von Schlafstörungen. Dieser eher kontraintuitive Effekt wird für die vorliegende Arbeit verständlicher, wenn die Korrelationen zu t1 (Tabelle 4.1) herangezogen werden. Denn schon dort zeigten sich unerwartete Zusammenhänge zwischen Extraversion und einem Absinken an Schlafstörungen in Verbindung mit einem weniger starken Absinken an Cortisol zum Abend hin. Dieser Zusammenhang zu t1 ist bereits ohne Yoga Nidra Intervention kontraintuitiv, denn ein starkes Absinken von Cortisol am Abend hin begünstigt eher einen guten Schlaf. Extravertierte Personen könnten somit entweder trotz oder gerade wegen ihrer inhärenten Aktiviertheit gut schlafen oder bräuchten mehr Input als 11 Minuten Meditation um die Aktiviertheit auf biologischer Ebene zu senken. Auch kann es mit den Charakteristika der vorliegenden Stichprobe zu erklären sein, denn eine aktuelle Studie von Fang et al. (2019) weist auf den moderierenden Effekt von Extraversion auf Schlafstörungen hin, wenn diese in Bezug zu dispositionellen Achtsamkeitswerten von Krankenschwestern gesetzt werden. Achtsamkeit und Extraversion hingen hier mit einem stärkeren Absinken an Schlafstörungen zusammen.

In der EG2 zeigten extravertierte Personen einen Anstieg an Stress aber ein Absinken an Gesamt-Cortisol-Konzentration. Dies könnte darauf hinweisen, dass extravertierte Personen eine lange Meditation subjektiv als stressig empfanden, biologisch jedoch eine Entspannungsreaktion im Körper auftrat. Da sich diese Effekte jedoch nicht in Aufwachreaktion und Tagesabflachung widerspiegeln, ist eine Interpretation schwierig.

Für beide Yoga Nidra Gruppen zeigten sich keine eindeutig förderlichen Zusammenhänge mit Extraversion. Extraversion hatte keinen signifikanten Effekt auf die abhängigen Variablen der AKG. Es stellt sich somit die Frage, ob die in der vorliegenden Studie angewendeten Interventionen für extravertierte Personen geeignet sind oder andere Formen von Meditation passender wären, wie z. B. körperlich sehr aktives Yoga. Eine mögliche Erklärung der Befunde könnte auch sein, dass extravertierte Personen sich nicht die Zeit für eine Mediation innerhalb einer selbstdurchgeführten Online-Intervention nehmen möchten, sondern vielleicht eher im Rahmen von persönlich durchgeführter Meditation vor Ort bzw. gemeinsam mit einer Gruppe profitieren. Außerdem bestätigen die Ergebnisse auch vorherige Arbeiten, die keine oder eher schwache und inkonsistente Zusammenhänge zwischen Extraversion und Achtsamkeitsbasierten Interventionen im Allgemeinen finden konnten (z. B. de Vibe et al., 2013; Nyklíček & Irrmischer, 2017). Dies könnte den Autor:innen zufolge daran liegen, dass Extraversion ein sehr heterogenes Konstrukt darstellt. In zukünftigen Studien sollte deshalb gezielter erfragt werden, ob der Zustand der Meditation tatsächlich bzw. leicht erreicht wurde und die persönlich gesetzten Ziele der Meditation (z. B. Sankalpa) verwirklicht werden konnten.

5.2.5 Verträglichkeit als Moderator

Verträgliche Personen schließlich erreichten in der EG1 ein stärkeres Absinken an Schlafstörungen, verbunden mit einem weniger steilen Absinken von Cortisol zum Abend hin. Ein weniger steiles Absinken von Cortisol am Abend hängt nach de Vibes et al. (2013) mit niedrigerem Wohlbefinden zusammen. Verträgliche Personen schätzen den Schlaf subjektiv zwar besser ein, die Cortisol-Werte deuten jedoch darauf hin, dass die Anspannung am Abend eher höher ist. Oder aber verträgliche Personen profitieren von einer höheren Aktiviertheit am Abend. Diese Ergebnisse müssten in Folgestudien repliziert und geprüft werden.

In der EG2 erreichten verträgliche Personen ein stärkeres Absinken von Rumination aber auch Beobachten, sowie einen Anstieg an Nichtreaktivität und der Gesamt Cortisol-Konzentration. In Bezug auf Michalak et al. (2016) könnten diese Ergebnisse ein Hinweis auf die inkonsistenten Befunde bzgl. der Facette Beobachten sein, die evtl. neben Erfahrung mit Achtsamkeit auch durch Persönlichkeitsmerkmale beeinflusst werden könnten. Somit sind die Ergebnisse für verträgliche Personen in der EG2 ebenfalls eher kontraintuitiv dahingehend, dass Beobachten absinkt und die Cortisol-Konzentration steigt. Die inkonsistenten Befunde bestätigen vorherige Studien (Nyklíček & Irrmischer, 2017), die sogar vorschlagen Verträglichkeit gar nicht als Einflussgröße meditationsbasierter Interventionen zu berücksichtigen. Neben den inkonsistenten Befunden spielte auch die fehlende theoretische Begründbarkeit eine Rolle, warum meditationsbasierte Interventionen für verträgliche Personen besonders gut oder schlecht wirken sollten. Allerdings würde es Sinn machen diese Befunde in Zukunft zu prüfen, da Pruessner et al. (1999) einen Anstieg an Gesamt-Cortisol nicht per se negativ einstufen und es bedeuten könnte, dass verträgliche Personen durch meditationsbasierte Interventionen eine förderliche Aktiviertheit erreichen. Allerdings sind das nur erste Vermutungen auf Basis der vorliegenden Stichprobe, an der im Vergleich zu Rammstedt und John (2005) besonders verträgliche Personen teilnahmen.

In der AKG moderierte Verträglichkeit die Wirkung der 10 Minuten Musikintervention auf ein Absinken von Schlafstörungen und einen Anstieg an, „mit Aufmerksamkeit handeln". Weiter wurde die Steigung der Aufwachreaktion flacher und die Tagesabflachung steiler. Verträgliche Personen profitierten in der vorliegenden Stichprobe im Vergleich also besonders stark von der Musikintervention und zwar dahingehend, dass sie mental als auch biologisch besser entspannen konnten. Im Gegensatz zu Nyklíček und Irrmischer (2017) werden also durchaus Effekte von Verträglichkeit vermutet, jedoch eher in anderen Bereichen möglicher Intervention im Vergleich zu klassischen Achtsamkeitstrainings. Für ein größeres Verständnis des Einflusses von Verträglichkeit könnten in zukünftigen Studien auch soziale Stressaspekte erfasst werden, da verträgliche Personen mehr Stress erleben, wenn es soziale Konflikte gibt. Als mögliche Skalen könnten Soziale Überlastung und Soziale Spannungen aus dem TICS (Schulz et al., 2004) herangezogen werden.

Auch eine aktuelle Studie von Mertens et al. (2022) weist auf moderierende Effekte der Persönlichkeitsmerkmale innerhalb eines Schulinterventionsprogramms zur Stärkung der allgemeinen psychosozialen Entwicklung hin, die ganz andere Zusammenhänge zeigten: Hier profitierten Schüler:innen am meisten von der Intervention die hohe Werte auf Neurotizismus und Extraversion und niedrige Werte auf Gewissenhaftigkeit, Offenheit und Verträglichkeit aufwiesen. Der moderierende Einfluss von Persönlichkeitsmerkmalen hängt also explizit vom Inhalt der dargebotenen Intervention ab und vermutlich auch von der entsprechenden Zielgruppe.

Fazit: Persönlichkeitsmerkmale als mögliche Moderatoren Die 11-Minuten-Kurzform von Yoga Nidra Meditation schien zusammenfassend besonders gut für gewissenhafte und offene Personen zu funktionieren. Auch 30-Minuten Yoga Nidra funktionierten für gewissenhafte und offene Personen am besten und konnten hier sogar die Effekte auf biologischer Ebene verstärken, weil sogar die Aufwachreaktion signifikant beeinflusst werden konnte und weniger steil ausfiel. Auch neurotische Personen profitierten von der längeren Meditation und erreichten mehr Wohlbefinden auf mentaler als auch biologischer Ebene. Diese Ergebnisse bestätigen auch die Effekte einer aktuellen Studie von Krick und Felfe (2020), die bei Personen mit hohen Werten auf Neurotizismus und Offenheit stärkere Effekte einer Achtsamkeitsintervention feststellen konnten.

Außerdem kann für die AKG mit Musikintervention festgehalten werden, dass hier besonders verträgliche Personen profitieren, die in den beiden Yoga Nidra

Gruppen eher kontraintuitive Ergebnisse zeigten. Wichtig zu beachten, gilt es bei den Besonderheiten der vorliegenden Stichprobe, dass die Personen im Vergleich zu einer repräsentativen deutschen Stichprobe bedeutsam verträglicher und gewissenhafter waren (vgl. S. 104).

Somit kann festgehalten werden, dass die Persönlichkeitsmerkmale durchaus und in differenzierter Form, die Wirkung der jeweiligen Intervention moderieren können. In Anlehnung an Bucher et al. (2019) wird empfohlen, Persönlichkeitsmerkmale generell einzubinden, um Stärken und Grenzen der jeweiligen Intervention entsprechend zu berücksichtigen. Implizite Motivtheorien werden zwar heutzutage nicht mehr als state-of-the-art betrachtet, könnten jedoch ebenfalls interessante Erklärungsansätze liefern (Harrell & Stahl, 1981).

Und schließlich sei noch einmal auf zukünftige Designs hingewiesen, die Persönlichkeitsmerkmale als Outcome sowie mögliche Mediatoren meditationsbasierter Interventionen berücksichtigen sollten. Es ist zu vermuten, dass insbesondere emotionale Stabilität (in Form von Absinken an Neurotizismus) und Offenheit für Erfahrungen verstärkt werden können (vgl. Carvalho & Arruda, 2018; Randall & Nielsen, 2012; Sedlmeier, 2016). Nübold und Hülsheger (2021) konnten in einer aktuellen Studie außerdem eine gesteigerte Verträglichkeit in Zusammenhang mit meditationsbasierten Interventionen bringen. Verträglichkeit und emotionale Stabilität (als Gegenteil von Neurotizismus) mediierten weiterhin den Effekt der Intervention auf Arbeitszufriedenheit und Leistung. Erste Hinweise für eine möglicherweise mediierende Rolle von Gewissenhaftigkeit zeigen Giluk et al. (2009, zitiert nach Nyklíček & Irrmischer, 2017), da sie mit der Fähigkeit zusammenhing Achtsamkeit wahrzunehmen bzw. anzuwenden. Auch die Yoga-Philosophie geht davon aus, dass Yoga die Persönlichkeit grundlegend verändern kann (z. B. Iyengar, 2006).

5.3 Kritische Reflexion

Die Stärken der vorliegenden Arbeiten beziehen sich insbesondere auf: (1) Das experimentelle Längsschnittdesign mit Berücksichtigung einer aktiven Kontrollgruppe und ausreichend großer, diverser Stichprobe (vgl. Tabelle 3.1), (2) die Gegenüberstellung der subjektiven Selbsteinschätzung mit Cortisol als biologischem Stressmarker, (3) den Einbezug von Persönlichkeitsmerkmalen als Moderatoren und (4) die differenzierte Betrachtung des Konstrukts Achtsamkeit.

Der ökonomische Vorteil der Online-Administration der Studie steht jedoch auch kritischen Aspekten gegenüber: Eine persönliche Anleitung und Hilfestellung beim Erlernen der Meditation war nur begrenzt möglich, was z. B. bei der Anwendung des persönlichen Vorsatzes wichtig sein könnte (Satyananda 1980; També, 2016). Weiterhin konnte nicht kontrolliert werden, ob und wie oft die Meditation tatsächlich durchgeführt wird. So stellte z. B. auch Parsons fest (2017), dass die Teilnehmer:innen einer MBSR und MBCT Intervention zwar ausreichend zu Hause meditierten, jedoch weniger als auf Programmseite festgelegt wurde.

Bezüglich der erfassten Konstrukte für die Veränderung von diversen Aspekten des Wohlbefindens bezieht sich die vorliegende Arbeit auf einen differenzierten Blick hinsichtlich affektiver und kognitiver Aspekte. Es könnte in Zukunft weiter erfasst werden, wie inhaltlich enger mit Yoga verbundene Konstrukte wie Selbstwert und Gelassenheit durch speziell Yoga Nidra beeinflusst werden, z. B. durch das state-trait-cheerfulness inventory (STCI; Ruch et al., 1996). Inhaltlich gilt auch zu reflektieren, dass der Einbezug des ethischen bzw. spirituellen Kontexts in der vorliegenden Arbeit fehlt. Inwieweit dies die Effekte von Yoga Nidra konkret erklären kann und wie genau eine solche Ausrichtung zum Tragen kommt, müsste in Folgestudien näher beleuchtet werden. Zumindest oder grade auch in Form von Selbstkonzept und der Beziehung zu anderen Menschen könnte der Wirkung von Meditation ein weiterer Rahmen gegeben werden (vgl. Sedlmeier, S. 173). Trotz der Fülle der aktuellen Forschungen zu Meditation und Achtsamkeit, gibt es wenig Erkenntnis dazu, wie regelmäßige Meditation bzw. auch relevante Teilaspekte wie z. B. Gelassenheit aber auch Charakterstärken und Tugenden (Peterson & Seligman, 2004), das Verhalten der Übenden gegenüber der sozialen Umwelt verändern (vgl. auch Malinowski, 2013). Es wäre sehr interessant diesen Aspekt näher zu erforschen, um die Effekte von Meditation auf das Sozialverhalten näher zu beleuchten. Bezugnehmend auf aktuelle Forschung von Gebauer et al. (2018) könnte untersucht werden unter welchen Bedingungen sich durch Meditation Egozentriertheit evtl. sogar verstärkt (Stichwort: „spiritueller Narzissmus"), obwohl die Theorie des Yoga davon ausgeht ebendiese zu verringern. Dabei wäre es erstrebenswert die Ursprünge von Yoga und Meditation auch in der Wissenschaft in den Fokus zu rücken, nämlich neben Selbsterkenntnis und Selbstliebe auch die Empathie für das Umfeld zu erfassen (z. B. Shapiro et al., 2016). Deshalb wird empfohlen, für eine kritische Betrachtung des Einflusses von Persönlichkeitsmerkmalen auch Verträglichkeit mit einzubeziehen, da dieses Merkmal in der Theorie des Yoga als Gegenpol von Narzissmus verstanden werden kann (vgl. *Sattva*, Abschnitt 2.5). Darüber hinaus wäre es interessant zu prüfen, ob Meditation Verträglichkeit als Outcome verstärkt oder in Anlehnung an Gebauer et al. (2018) verringert. Die besonders verträgliche und gewissenhafte Stichprobe der vorliegenden Arbeit würde Hoffnung darauf geben, dass das Ziel des Yogas doch in einem Gegenpol des spirituellen Narzissmus gefunden werden könnte. Bei Erfassung von Achtsamkeit wird außerdem auf den CHIME-Fragebogen von Bergomi et al. (Comprehensive Inventory of Mindfulness Experiences, 2014, zitiert nach Kupper & Bergomi, 2017) hingewiesen, der z. B. auch eine mitfühlende Komponente erhebt.

Zur weiteren Erforschung von Yoga Nidra wäre es wichtig auch für die Langform eine entsprechende aktive Kontrollgruppe zu integrieren, was z. B. in Form eines zeitlich regulierten Mittagsschlafs untersucht werden könnte. Damit könnten außerdem Personen erreicht werden, die keinen Bezug zu Meditation haben; weiterhin könnte es den Personen freigestellt werden sich eine Übungsform auszusuchen, um das Commitment zu verstärken. Auch die körperliche Betätigung sollte nicht außer Acht gelassen werden, um ein möglichst umfassendes Bild der Wirkzusammenhänge zu erlangen. „Da im Yoga immer ein Ausgleich angestrebt wird, bei dem eine maßvolle körperliche Betätigung ebenso eine wichtige Rolle spielt und besonders bei der Verdauung von Stress hilft" (També, 2016, S. 171). Weiterhin sollten alle drei Arten von Yoga Nidra (Saytananda, Miller, Rama) miteinander verglichen werden, um die unterschiedliche Ausrichtung besser verstehen zu können. Auch hier könnte die persönliche Passung eine wichtige Rolle spielen. Genauso können unterschiedliche Stimmen, das Geschlecht, Hintergrund und Sprache eine relevante Rolle für die Wirksamkeit der Meditation spielen.

Auch die differenzierte Betrachtung der Achtsamkeit ist eine Stärke der vorliegenden Arbeit die trotzdem kritisch beleuchtet werden muss – Heeren et al. (2021) weisen darauf hin, dass die fünf genannten Facetten zwar sinnvoll sind aber nicht vorbehaltlos übernommen und interpretiert werden sollten. In ihrer Netzwerkanalyse stellten sich insbesondere die Facetten „mit Aufmerksamkeit handeln" und Beschreiben als wichtige Schlüsselkomponenten heraus. Wer z. B. die achtsamen Situationen nicht gut beschreiben kann, könne auch nicht so gut beobachten oder Reaktivitätsmuster erkennen. Weiter bemerken die Autor:innen, dass die Facette „mit Aufmerksamkeit handeln" als treibende Kraft der Achtsamkeit und als besonders wirkungsvoll für mentale Gesundheit berücksichtigt werden sollte. Generell ist zu beachten, dass die fünf Facetten miteinander interagieren und für verschiedene Stichproben unterschiedlich interpretiert werden können. Darüber hinaus kann das Gegenteil einer achtlosen Haltung nicht gleichgesetzt werden mit Achtsamkeit, wie auch eine Abwesenheit von Depression nicht gleichbedeutend ist mit glücklich sein Um die Effekte achtsamkeitsbasierter Interventionen im Allgemeinen und die dahinterliegenden

Wirkmechanismen noch genauer zu verstehen, sind weitere Längsschnittstudien mit aktiven Kontrollgruppen und großen Stichproben nötig.

Bezüglich der „kleinen Effekte“ ist zu beachten, dass diese in Relation zur ökonomischen und relativ einfachen Instruktion der vorliegenden Studie als durchaus wichtig und nachhaltig betrachtet werden können. In Anlehnung an Funder und Ozer (2019) wird hier auch auf die Bedeutsamkeit der vorliegenden Ergebnisse in einer recht großen Stichprobe verwiesen sowie die Relevanz der Effekte auf eine nachhaltige Verbesserung diverser Aspekte des psychischen als auch physiologischen Wohlbefindens. Die Autoren weisen darauf hin (S. 161), dass scheinbar kleine Effekte nachhaltig und durchaus bedeutsam sein können: “In particular, a psychological process that affects the behavior of a single individual repeatedly over time, or, analogously, the behavior of many individuals simultaneously on a single occasion, can have hugely important implications.”

Diese sogenannte „kumulative Breitenwirkung“ ist besonders für die psychologische Forschung relevant, da jede einzelne Wahrnehmung jeder einzelnen Person über die Zeit eine Konsequenz hat – und das auf diverse Aspekte des Lebens. Als Beispiel gelten hier auch die stabilen Persönlichkeitsmerkmale eines Menschen, die im Folgenden auf die Effekte von Yoga Nidra betrachtet werden. Funder und Ozer erklären, wie auch kleine Effekte einen großen Einfluss haben können und teilweise sogar glaubhafter sind als große. Denn kleine Effekte können sich den Autoren zufolge über die Zeit anhäufen und die Folgen solcher kleinen Effekte durchaus groß und für die individuelle Betrachtung relevant sein. Götz et al. (2020) weisen weiter darauf hin, dass solche vergleichsweise kleinen Effekte wichtige Auswirkungen haben können, insbesondere wenn sie sich über die Zeit anhäufen. In einer weiteren aktuellen Studie (Götz et al., 2022) erklären sie, wie gefährlich es sein kann, nur große Effekte als bedeutsam zu interpretieren bzw. sogar zu erwarten. Vielmehr empfehlen sie, komplexe psychologische Veränderungen wirklich zu verstehen und realistische, kleine Effekte zu normalisieren.

Die gefundenen Effekte sind alle klein, was, wie bereits diskutiert, durchaus relevant und vor allem für die Realität als bedeutsam betrachtet werden kann (Funder & Ozer, 2019). Trotzdem wäre bei Beachtung der nötigen Stichprobengröße für das 4-Gruppen-Design und erwarteten kleinen Effekten eine Stichprobengröße von 310 Personen pro Gruppe nötig gewesen, um signifikante Ergebnisse mit einer ausreichenden Teststärke interpretieren zu können. Die Stichprobe der vorliegenden Arbeit ist somit nicht repräsentativ aber für die untersuchte Zielgruppe und zukünftige Forschung relevant.

Schließlich stellt die Berücksichtigung von Persönlichkeitsmerkmalen als Moderatoren erste Ergebnisse dar, die jedoch durch zukünftige Forschung einen

Blick auf mögliche *Veränderungen* der Persönlichkeit ergänzt werden könnten. Auf das Veränderungspotenzial durch Yoga und Meditation wird dabei schon in den alten Schriften der Bhagavad Gita verwiesen und es wäre sinnvoll dies als neue Forschungsfrage empirisch zu untersuchen (vgl. *Sattva*, Abschnitt 2.5). Neben der Förderung von Entspannung und dem Ausgleich negativer Emotionen scheint also sogar mentale Umstrukturierung des Geistes und sogar der eigenen Persönlichkeit durch Yoga Nidra möglich. Wenn auf der einen Seite nach Lohmann-Haislah (2012) z. B. Schlafstörungen mitunter bis hin zu Veränderungen des eigenen Charakters führen können, müssten diese doch auch durch entsprechende Interventionen wieder in eine förderliche Richtung verändert werden können.

Die Cortisol Analysen schließlich wurden nach bestmöglichen Standards durchgeführt, es zeigte sich jedoch auch, dass es innerhalb des Forschungsfeldes eine recht heterogene Herangehensweise bezüglich der Erfassung und Berechnung von Kennwerten gibt. Dadurch wurde die Vergleichbarkeit der gewonnenen Daten schwierig und eine Standardisierung der Cortisol Messungen und deren Analysen wäre für zukünftige Forschung erstrebenswert. Eine aktuelle Arbeit von Laufer et al. (2022) stellt eine Erhebungsmethode vor, die es zukünftigen Forschungen ermöglichen kann, Cortisol einheitlicher und damit vergleichbarer zu erheben und zu berichten.

Ausblick

6

Die vorliegende Arbeit hat einen ausführlichen Überblick zur Verbindung von Meditation und Wissenschaft als auch zur Wirksamkeit von Yoga Nidra präsentiert. Besonders Stress, Angst und Depression konnten durch die Meditation verringert sowie Euthymie und Lebenszufriedenheit gesteigert werden. Die biologischen Veränderungen hin zu Entspannung oder Aktiviertheit erweitern diese Befunde und sind besonders individuell betrachtet von Bedeutung. Es wird für zukünftige Arbeiten empfohlen, das Konstrukt Stress weiter zu differenzieren – wie bereits von Selye (1981) eingeführt wurde, gibt es einen entscheidenden Unterschied zwischen Dis- und Eustress, der auch für meditationsbasierte Interventionen, besonders bei Berücksichtigung von Persönlichkeitsmerkmalen, eine Rolle spielen könnte. Wieviel Stress bzw. Aktivierung ist individuell angenehm und ab welcher Grenze, z. B. hinsichtlich Cortisols als biologischen Stressmarker, wird die Anspannung zu viel? In der aktuellen positiv-psychologischen Forschung könnte eine stärkere Berücksichtigung dieser Abgrenzung ein besseres Verständnis von Cortisol Veränderungen fördern. Eine Basis dafür könnte das sogenannte HRD (human resource development) *eustress model* von Hargrove et al. (2015) bieten, dass für ein positives Stressverstärken im Arbeitsbereich entwickelt wurde. Bienertova-Vasku et al. (2020) weisen darauf hin, dass Forschung zu Eustress im Vergleich zu Distress kaum vorhanden ist und empfehlen sogar, eine Differenzierung zwischen Eu- und Distress ganz abzuschaffen. Dies könnte durch eine individuelle Betrachtung von meditationsbasierten Interventionen näher beleuchtet werden.

Die Relevanz von Persönlichkeitsmerkmalen als wichtige Einflussgröße wurde deutlich und stellt eine Basis für weitere Forschung zur Verfügung. Personalisierung, Individualisierung und maßgeschneiderte Vorgabe der YN-Meditation könnte für zukünftige Studien zeigen was im Einzelfall wann, wie und wieso

E. N. Moszeik, *Die Wirkung von Yoga Nidra Meditation auf emotionale, kognitive und biologische Faktoren des Wohlbefindens*,
https://doi.org/10.1007/978-3-658-50326-0_6

wirkt (vgl. Renner et al., 2020). Dabei wäre es auch interessant, aktuelle Technologien zu verwenden, die die Wahrscheinlichkeit oder auch Vorfreude erhöhen könnten, tatsächlich zu meditieren (JITAIs: Just-in-Time Adaptive Interventions, Nahum-Shani et al., 2018). Die Autor:innen stellen ein Modell vor, dass die Art bzw. Menge an technologischer Unterstützung an die Person und ihre individuellen Bedürfnisse anpasst und dabei auf kurzfristige Veränderungen reagieren kann. Um diese „just-in-time" Interventionen zu gewährleisten, werden Entscheidungsprozesse einbezogen, die erkennen lassen, ob sich die Person in einem Zustand befindet, der einer Intervention bedarf, welche Menge an Unterstützung nötig ist und ob eine Bereitstellung möglicherweise störend wirken kann.

Ob nun uralte Meditation, Yoga Nidra, non-sleep deep rest oder der neue Mittagsschlaf des 21. Jahrhunderts, das Nervensystem freut sich über jeden Moment der Ruhe. Trotzdem bleibt die empirische Ausgangslage aktuell dünn, um wirklich zu verstehen, wie und für wen welche Meditationsform am besten wirkt. Als Hoffnung für weitere Forschung wäre somit nicht nur, die durchaus vorhandenen positiven Effekt von Meditation hervorzuheben, sondern auch empirisch abzusichern, unter welchen individuellen Bedingungen sie tatsächlich greifen, oder ob es auch durchaus empfehlenswert sein kann, sich mit Musik und Wecker zurückzulehnen und zu entspannen. Darüber hinaus möchte die vorliegende Arbeit daran erinnern, dass persönliche Entwicklung immer auch einen Einfluss auf das Wohl der Gemeinschaft haben und zu einem gesünderen sowie respektvolleren Miteinander führen kann. Für aktuelle Forschung und theoretische Hintergründe zu Yoga Nidra wird ein neues narratives Review von Pandi-Perumal et al. (2022) empfohlen. Die Autor:innen stellen die einzelnen Stufen der Meditation anschaulich dar und betten die aktuelle Forschung in die indische Philosophie ein.

Was ist also genau jetzt wirklich wichtig? Die vorliegende Studie hebt besonders die moderierende Eigenschaft von Gewissenhaftigkeit als Persönlichkeitsmerkmal zur Erreichung dieses persönlichen Ziels hervor. Dies passt abschließend auch ganz pragmatisch zur Aussage von Patthabi Jois, einem bekannten Yogameister, der sagte: „Practice practice – all is coming!".

> *„Du bist, was dein tiefes, treibendes Begehren ist. Wie dein Begehren ist, so ist dein Wille. Wie dein Wille ist, so ist dein Tun. Wie dein Tun ist, so ist dein Schicksal"*
>
> (Brihadaranyaka Upanishad, zitiert nach Easwaran, 2008)

Literatur

Amita, S., Prabhakar, S., Manoj, I., Harminder, S. & Pavan, T. (2009). Effect of Yoga-Nidra on blood glucose level in diabetic patients. *Indian Journal of Physiology and Pharmacology, 53*(1), 97–101.

Anderson, R., Mammen, K., Paul, P., Pletch, A. & Pulia, K. (2017). Using Yoga Nidra to Improve Stress in Psychiatric Nurses in a Pilot Study. *Journal of alternative and complementary medicine, 23*(6), 494–495. https://doi.org/10.1089/acm.2017.0046

Ardelt, M. & Grunwald, S. (2018). The Importance of Self-Reflection and Awareness for Human Development in Hard Times. *Research in Human Development, 15*, 1–13. https://doi.org/10.1080/15427609.2018.1489098

Baer, R. A., Lykins, E. L. B & Peters, J. R. (2012). Mindfulness and self-compassion as predictors of psychological wellbeing in long-term meditators and matched nonmeditators. *The Journal of Positive Psychology*, *7*(3), 230–238. https://doi.org/10.1080/17439760.2012.674548

Baer, R. A., Smith, G., Hopkins, J., Krietemeyer, J. & Toney, L. (2006). Using Self-Report Assessment Methods to Explore Facets of Mindfulness. *Assessment*, *13*, 27–45. https://doi.org/10.1177/1073191105283504

Bagozzi, R. P. & Moore, D. J. (2011). On the dimensionality and construct validity of the affect intensity measure. *TPM – Testing, Psychometrics, Methodology in Applied Psychology. 18,* 3–18.

Bandura, A. (1977). Self-Efficacy: Toward a Unifying Theory of Behavioral Change. *Psychological Review. 84*(2), 191–215.

Banks, J. B., Welhaf, M. S. & Srour, A. (2015). The protective effects of brief mindfulness meditation training. *Consciousness and Cognition, 33*, 277–285.

Barbuto, I. (2017). *Effects of Integrative Restoration iRest on Perceived Stress in Worker*. Northwest University. https://archives.northwestu.edu/handle/nu/25564?show=full

BAuA (2020). *Stressreport Deutschland 2019: Psychische Anforderungen, Ressourcen und Befinden.* Bundesanstalt für Arbeitsschutz und Arbeitsmedizin.

Baumgardner, S. R. & Crothers, M. K. (2010). *Positive Psychology*. London: Pearson.

Bayerischen Staatsministerium für Gesundheit und Pflege (2022). *Entspannung*. https://www.stmgp.bayern.de/vorsorge/gesund-leben/entspannung/

E. N. Moszeik, *Die Wirkung von Yoga Nidra Meditation auf emotionale, kognitive und biologische Faktoren des Wohlbefindens*,
https://doi.org/10.1007/978-3-658-50326-0

Berking, M. & Znoj, H. (2011). *SEK-27. Fragebogen zur standardisierten Selbsteinschätzung emotionaler Kompetenzen* [Verfahrensdokumentation aus PSYNDEX Tests-Nr. 9005957, Fragebogen und Auswertungsanweisung]. In Leibniz-Zentrum für Psychologische Information und Dokumentation (ZPID) (Hrsg.), Elektronisches Testarchiv. Trier: ZPID. https://doi.org/10.23668/psycharchives.387

Bhardwaj, P., Pattar, S., Kant, R., Rathaur, V. K. & Pathania, M. (2022). Effect of Yoga-Nidra as an adjunct to standard treatment in a young male subject with post-COVID pneumonia. *Integrative Medicine Case Reports, 3*(1), 21–24. https://doi.org/10.38205/imcr.030121

Bhogaonker, P. (2012). Impact of brief meditation training on stress, distress, and quality of life for homeless adults. *Dissertation Abstracts International: Section B: The Sciences and Engineering, 74*(E). California Institute of Integral Studies. http://www.irest.us/sites/default/files/Priya_Dissertation.pdf

Bhushan, S. & Sinha, P. (2001). Yoganidra and management of anxiety and hostility. *Journal of Indian Psychology, 19*(1–2), 44–49.

Bienertova-Vasku, J., Lenart, P. & Scheringer, M. (2020). Eustress and Distress: Neither Good Nor Bad, but Rather the Same? *BioEssays : News and Reviews in Molecular, Cellular and Developmental Biology, 42*(7), e1900238. https://doi.org/10.1002/bies.201900238

Birdsall, B., Pritchard, M., Elison-Bowers, P. & Spann, J. (2011). Does integrative restoration (iRest) meditation decrease perceived stress levels and negative moods in school counselors? *Vistas, 11*(3), 1–8.

Bloch, B., Reshef, A., Vadas, L., Haliba, Y., Ziv, N., Kremer, I. & Haimov, I. (2010). The Effects of Music Relaxation on Sleep Quality and Emotional Measures in People Living with Schizophrenia. *Journal of music therapy, 47*, 27–52. https://doi.org/10.1093/jmt/47.1.27

Borchardt, A. R., Patterson, S. M. & Seng, E. K. (2012). *The effect of meditation on cortisol: A Comparison of meditation techniques to a control group.* Ohio University: Department of Experimental Health Psychology.

Borkenau, P. & Ostendorf, F. (2008). *NEO-FFI : NEO-Fünf-Faktoren-Inventar nach Costa und McCrae, Manual.*

Bortz, J. & Schuster, C. (2010). *Statistik für Human- und Sozialwissenschaftler* (7., vollst. überarb. und erw. Aufl.). Springer.

Brand, S., Wilhelm, F. H., Kossowsky, J., Holsboer-Trachsler, E. & Schneider, S. (2011). Children suffering from separation anxiety disorder (SAD) show increased HPA axis activity compared to healthy controls. *Journal of Psychiatric Research, 45*(4), 452–459. https://doi.org/10.1016/j.jpsychires.2010.08.014

Braver T. S. (2012). The variable nature of cognitive control: a dual mechanisms framework. *Trends in cognitive sciences, 16*(2), 106–113. https://doi.org/10.1016/j.tics.2011.12.010

Brown, K. W. & Ryan, R. M. (2003). The benefits of being present: Mindfulness and its role in psychological well-being. *Journal of Personality and Social Psychology, 84*(4), 822–848. https://doi.org/10.1037/0022-3514.84.4.822

Bucher, M. A., Suzuki, T. & Samuel, D. B. (2019). A meta-analytic review of personality traits and their associations with mental health treatment outcomes. *Clinical Psychology Review, 70*, 51–63. https://doi.org/10.1016/j.cpr.2019.04.002

Bujard, M., von den Driesch, E., Ruckdeschel, K., Laß, I., Thönnissen, C., Schumann, A. & Schneider, N. F. (2021). *Belastungen von Kindern, Jugendlichen und Eltern in der Corona-Pandemie.* Bundesinstitut für Bevölkerungsforschung (BiB). https://doi.org/10.12765/bro-2020-02

Buysse, D. J., Reynolds, C. F., Monk, T. H., Berman, S. R. & Kupfer, D. J. (1989). The Pittsburgh sleep quality index: A new instrument for psychiatric practice and research. *Psychiatry Research, 28*(2), 193–213. https://doi.org/10.1016/0165-1781(89)90047-4

Büssing, A., Bretz, S. V. & Beerenbrock, Y. (2021). Ethical Principles of Yoga Philosophy in Western Yoga Practitioners: Validation of the Yama/Niyama Questionnaire. *Complementary Medicine Research, 28*(4), 325–335. https://doi.org/10.1159/000513026.

Carrillo, A., Rubio-Aparicio, M., Molinari, G., Enrique, Á., Sánchez-Meca, J. & Baños, R. M. (2019). Effects of the Best Possible Self intervention: A systematic review and meta-analysis. *PloS one, 14*(9), e0222386. https://doi.org/10.1371/journal.pone.0222386

Carvalho, L. F., & Arruda, W. (2018). Assessment of pathological personality traits in meditation practitioners and non-practitioners. Paidéia, 28, Article e2804. https://doi.org/10.1590/1982-4327e2804.

Chiesa, A. & Serretti, A. (2009). Mindfulness-based stress reduction for stress management in healthy people: A review and meta-analysis. *The Journal of Alternative and Complementary Medicine, 15*(5), 593–600. https://doi.org/10.1089/acm.2008.0495

Cohen, J. (2009). *Statistical power analysis for the behavioral sciences.* Psychology press.

Conradi, E. & Vosman, F. (2016). *Praxis der Achtsamkeit.* Campus.

Cyros (2021, 23. Dezember). *Stressfreie Weihnachten dank Achtsamkeit.* https://www.autoimmun-lifestyle.com/mit-achtsamkeit-den-affen-baendigen/)

Dalai Lama, S. H. (2012). Achtsam sein heißt, den Geist bewusst zu gebrauchen. In M. Zimmermann, C. Spitz & S. Schmidt (Hrsg.), *Achtsamkeit – Ein buddhistisches Konzept erobert die Wissenschaft* (S. 211–216). Huber.

Datta, K., Tripathi, M. & Mallick, H. N. (2017). Yoga Nidra: An innovative approach for management of chronic insomnia- A case report. *Sleep Science and Practice, 1*(1), 7. https://doi.org/10.1186/s41606-017-0009-4

Deepa, T. & Sethu, G. & Thirrunavukkarasu, N. (2012). Effect of Yoga and Meditation on Mild to Moderate Essential Hypertensives. *Journal of Clinical and Diagnostic Research, 6,* 21–26.

Delmonte, M. M. (1988). Personality correlates of meditation practice frequency and dropout in an outpatient population. *Journal of Behavioral Medicine, 11*, 593–597. https://doi.org/10.1007/BF00844908

Deuskar, M. (2008). The effectiveness of Yogic relaxation technique in the reduction of examination anxiety among high school students [Abstract]. *Journal of Psychosocial Research, 3*(1), 123–133.

Deuskar, M. (2011). Stress reduction through Yoga Nidra. In P. Nikic (Ed.), *Proceedings of the International Interdisciplinary Scientific Conference "Yoga in Science—Future and Perspectives"* (pp. 72–80). Belgrade: Yoga Federation of Serbia.

Desikachar, T. K. V. (1999). *The Heart of Yoga: Developing a Personal Practice.* Inner Traditions International.

de Vibe, M., Solhaug, I., Tyssen, R., Friborg, O., Rosenvinge, J. H., Sørlie, T., Halland, E., & Bjørndal, A. (2015). Does Personality Moderate the Effects of Mindfulness Training for

Medical and Psychology Students?. *Mindfulness, 6*(2), 281–289. https://doi.org/10.1007/s12671-013-0258-y

Diener, E., Emmons, R. A., Larsem, R. J. & Griffin, S. (1985). The Satisfaction With Life Scale. *Journal of Personality Assessment, 49*(1), 71–75. https://doi.org/10.1207/s15327752jpa4901_13

Diener, E., Suh, E. M., Lucas, R. E. & Smith, H. L. (1999). Subjective well-being: Three decades of progress. *Psychological Bulletin, 125*(2), 276–302. https://doi.org/10.1037/0033-2909.125.2.276

Di Fronso, S. & Bertollo, M. (2021). The Thin Line Between Waking and Sleeping in Athletes: A Call for Yoga Nidra in the Sporting Context. *Frontiers in Psychology, 12*, https://doi.org/10.3389/fpsyg.2021.654222.

Dol, K. S. (2019). Effects of a yoga nidra on the life stress and self-esteem in university students. *Complementary therapies in clinical practice, 35*, 232–236. https://doi.org/10.1016/j.ctcp.2019.03.004

Dressendorfer, R. A., Kirschbaum, C., Rohde, W., Stahl, F. & Strasburger, C. J (1993).: Synthesis of a cortisol-biotin conjugate and evaluation as a tracer in an immunoassay for salivary cortisol measurement. *J.Steroid Biochem.Mol.Biol. 43*, 683–692

Dwivedi, M. K. (2021). Mitigation of stress through yoga nidra (meditation) intervention. *The Journal of Mental Health Training, Education and Practice, 16*(4), 300–312. https://doi.org/10.1108/jmhtep-09-2020-0065

Dwivedi, M. K. & Singh, S. K. (2016). Yoga Nidra as stress management intervention strategy. *Purushartha: A Journal of Management Ethics and Spirituality, 9*(1), 18–25.

Eastman-Mueller, H., Wilson, T., Jung, A. K., Kimura, A. & Tarrant, J. (2013). iRest yoga-nidra on the college campus: changes in stress, depression, worry, and mindfulness. *International Journal of Yoga Therapy*(23), 15–24.

Easwaran, E. (2008). *Die Upanischaden: Eingeleitet und übersetzt von Eknath Easwaran.* München: Goldmann Arkana.

Engel, C., Goertz, C., Cockfield, D., Armstrong, D., Jonas, W., Walter, J., Fritts, M., Greene, R., Carnes, R., Gore, K. & Miller R.(2007). *Yoga Nidra as an Adjunctive Therapy for Post-Traumatic Stress Disorder: A Feasability Study.* Samueli Institute and Walter Reed Army Medical Center. https://www.irest.org/research/yoga-nidra-adjunctive-therapy-post-traumatic-stress-disorder-feasibility-study

Engert, V., Kok, B. E., Papassotiriou, I., Chrousos, G. P. & Singer, T. (2017). Specific reduction in cortisol stress reactivity after social but not attention-based mental training. *Science advanceapas, 3*(10), e1700495. https://doi.org/10.1126/sciadv.1700495

Engert, V., Kok, B. E., Puhlmann, L., Stalder, T., Kirschbaum, C., Apostolakou, F., Papanastasopoulou, C., Papassotiriou, I., Pervanidou, P., Chrousos, G. P. & Singer, T. (2018). Exploring the multidimensional complex systems structure of the stress response and its relation to health and sleep outcomes. *Brain, behavior, and immunity, 73*, 390–402. https://doi.org/10.1016/j.bbi.2018.05.023

Esch, T. (2021). Meditation in Complementary and Integrative Medicine: Taxonomy of Effects and Methods. *Complementary Medicine Research. 28*. 185–188. https://doi.org/10.1159/000516849.

Fang, Y., Kang, X., Feng, X., Zhao, D., Song, D. & Li, P. (2019). Conditional effects of mindfulness on sleep quality among clinical nurses: the moderating roles of extraversion and neuroticism. *Psychology, health & medicine, 24*(4), 481–492. https://doi.org/10.1080/13548506.2018.1492731

Fekedulegn, D. B., Andrew, M. E., Burchfiel, C. M., Violanti, J. M., Hartley, T. A., Charles, L. E. & Miller, D. B. (2007). Area under the curve and other summary indicators of repeated waking cortisol measurements. *Psychosomatic medicine, 69*(7), 651–659. https://doi.org/10.1097/PSY.0b013e31814c405c

Ferris, T. (2021, 8. Juli). *The Tim Ferriss Show Transcripts: Dr. Andrew Huberman — A Neurobiologist on Optimizing Sleep, Performance, and Testosterone (#521).* https://tim.blog/2021/07/08/andrew-huberman-transcript/

Field, A. (2013). Discovering statistics using IBM SPSS statistics (4th ed.). Sage.

Fjorback, L., Arendt, M., Ørnbøl, E., Fink, P. & Walach, H. (2011). Mindfulness-Based Stress Reduction and Mindfulness-Based Cognitive Therapy—A systematic review of randomized controlled trials. *Acta psychiatrica Scandinavica, 124*, 102–119. https://doi.org/10.1111/j.1600-0447.2011.01704.x

Funder, D. C. & Ozer, D. J. (2019). Evaluating Effect Size in Psychological Research: Sense and Nonsense. *Advances in Methods and Practices in Psychological Science*, *2*(2), 156–168. https://doi.org/10.1177/2515245919847202

Galante, J., Iribarren, S. & Pearce, P. (2012). Effects of mindfulness-based cognitive therapy on mental disorders: A systematic review and meta-analysis of randomised controlled trials. *Journal of Research in Nursing, 18*. https://doi.org/10.1177/1744987112466087

Ganpat, T. S. (2020). Yoga Nidra Practice Enhances Emotional Intelligence in University Students. *Alternative and Complementary Therapies, 26*(5), 214–218. https://doi.org/10.1089/act.2020.29294.tsg

Gebauer, J. E., Nehrlich, A. D., Stahlberg, D., Sedikides, C., Hackenschmidt, A., Schick, D., Stegmaier, C. A., Windfelder, C. C., Bruk, A. & Mander, J. (2018). Mind-Body Practices and the Self: Yoga and Meditation Do Not Quiet the Ego but Instead Boost Self-Enhancement. *Psychological science, 29*(8), 1299–1308. https://doi.org/10.1177/0956797618764621

Glaesmer, H., Grande, G., Brähler, E. & Roth, M. (2011). The German Version of the Satisfaction With Life Scale (SWLS): Psychometric Properties, Validity, and Population-Based Norms. *European Journal of Psychological Assessment*, *27*, 127–132. https://doi.org/10.1027/1015-5759/a000058

Goffman, E. (1973). *Interaktion: Spaß am Spiel*. R. Piper & Co..

Gonzalez-Mulé, E. & Yuan, Z. (2022). Social Support at Work Carries Weight: Relations Between Social Support, Employees' Diurnal Cortisol Patterns, and Body Mass Index. *Journal of Applied Psychology.* Advance online publication. https://doi.org/10.1037/apl0000990

Goyal, M., Singh, S., Sibinga, E. M., Gould, N. F., Rowland-Seymour, A., Sharma, R., Berger, Z., Sleicher, D., Maron, D., Shihab, H. M., Ranasinghe, P. D., Linn, S., Saha, S., Bass, E. B., & Haythornthwaite, J. A. (2014). Meditation programs for psychological stress and well-being: A systematic review and meta-analysis. *JAMA Internal Medicine, 174*(3), 357–368. https://doi.org/10.1001/jamainternmed.2013.13018

Götz, F. M., Gosling, S. D. & Rentfrow, P. J. (2022). Small Effects: The Indispensable Foundation for a Cumulative Psychological Science. Perspectives on Psychological *Science, 17*(1), 205–215. https://doi.org/10.1177/1745691620984483

Götz, F. M., Gvirtz, A., Galinsky, A. D. & Jachimowicz, J. M. (2021). How personality and policy predict pandemic behavior: Understanding sheltering-in-place in 55 countries at the onset of COVID-19. *The American psychologist, 76*(1), 39–49. https://doi.org/10.1037/amp0000740

Griefahn, B. & Robens, S. (2011). Cortisol awakening response – Are sampling delays of 15 minutes acceptable?. *International journal of psychophysiology: official journal of the International Organization of Psychophysiology. 82.* 202–5. https://doi.org/10.1016/j.ijpsycho.2011.08.005

Grossman, P., Niemann, L., Schmidt, S. & Walach, H. (2004). Mindfulness-based stress reduction and health benefits: A meta-analysis. *Journal of Psychosomatic Research, 57*(1), 35–43. https://doi.org/10.1016/S0022-3999(03)00573-7

Gu, J., Strauss, C., Crane, C., Barnhofer, T., Karl, A., Cavanagh, K. & Kuyken, W. (2016). Examining the Factor Structure of the 39-Item and 15-Item Versions of the Five Facet Mindfulness Questionnaire Before and After Mindfulness-Based Cognitive Therapy for People With Recurrent Depression. *Psychological assessment, 28.* https://doi.org/10.1037/pas0000263

Gulia, K. K. & Sreedharan, S. E. (2022). Yogic Sleep and Walking Protocol Induced Improvement in Sleep and Wellbeing in Post-menopausal Subject: A Longitudinal Case Study During COVID Lockdown. *Sleep Vigilance 6*, 229–233. https://doi.org/10.1007/s41782-021-00180-2

Gutman, S. A., Gregory, K. A., Sadlier-Brown, M. M., Schlissel, M. A., Schubert, A. M., Westover, L. A. & Miller, R. C. (2016). Comparative Effectiveness of Three Occupational Therapy Sleep Interventions: A Randomized Controlled Study. *OTJR: Occupation, Participation and Health, 37*(1), 5–13. https://doi.org/10.1177/1539449216673045

Haliwa, I., Wilson, J. M., Spears, S. K., Strough, J. & Shook, N. J. (2020). Exploring facets of the mindful personality: Dispositional mindfulness and the Big Five. *Personality and Individual Differences*, 110469.

Hapke, U., Maske, U. E., Scheidt-Nave, C., Bode, L., Schlack, R. & Busch, M. A. (2013). Chronischer Stress bei Erwachsenen in Deutschland. *Bundesgesundheitsblatt, Gesundheitsforschung, Gesundheitsschutz, 56*(5–6), 749–754.

Hargrove, M. B., Becker, W. S. & Hargrove, D. F. (2015). The HRD eustress model: Generating positive stress with challenging work. *Human Resource Development Review, 14*(3), 279–298. https://doi.org/10.1177/1534484315598086

Harmat, L., Takács, J. & Bodizs, R. (2008). Music improves sleep quality in students. *Journal of advanced nursing, 62*, 327–335. https://doi.org/10.1111/j.1365-2648.2008.04602.x

Harrell, A. M. & Stahl, M. J. (1981). A behavioral decision theory approach for measuring McClelland's trichotomy of needs. *Journal of Applied Psychology, 66*(2), 242–247. https://doi.org/10.1037/0021-9010.66.2.242

Heeren, A., Lannoy, S., Coussement, C., Hoebeke, Y., Verschuren, A., Blanchard, M. A., Chakroun-Baggioni, N., Philippot, P. & Gierski, F. (2021). A network approach to the five-facet model of mindfulness. *Scientific Reports, 11*, 15094. https://doi.org/10.1038/s41598-021-94151-2

Heidenreich, T. & Michalak, J. (2013). *Die dritte Welle der Verhaltenstherapie.* Beltz.

Hommel, B. & Nattkemper, D. (2011). *Handlungspsychologie. Planung und Kontrolle intentionalen Handelns.* Springer.

Hölzel, B. K., Lazar, S. W., Gard, T., Schuman-Olivier, Z., Vago, D. R. & Ott, U. (2011). How Does Mindfulness Meditation Work? Proposing Mechanisms of Action From a Conceptual and Neural Perspective. *Perspectives on Psychological Science, 6*(6), 537–559. https://doi.org/10.1177/1745691611419671

Hülsheger, U. R., Feinholdt, A. & Nübold, A. (2015). A low-dose mindfulness intervention and recovery from work: Effects on psychological detachment, sleep quality, and sleep duration. *Journal of Occupational and Organizational Psychology, 88*(3), 464–489. https://doi.org/10.1111/joop.12115

Immink, M. A. (2016). Post-training Meditation Promotes Motor Memory Consolidation. *Frontiers in Psychology, 7*. https://www.frontiersin.org/article/10.3389/fpsyg.2016.01698

Ivtzan, I., Gardner, H. E., Bernard, I., Sekhon, M. & Hart, R. (2013). Wellbeing through self-fulfilment: Examining developmental aspects of self-actualization. *The Humanistic Psychologist, 41*(2), 119–132. https://doi.org/10.1080/08873267.2012.712076

Iyengar, B. K. S. (2006). Light on Life: The Yoga Journey to Wholeness, Inner Peace, and Ultimate Freedom. Iyengar Yoga Books.

Jackson, S. (2022, 5. März). *Google CEO Sundar Pichai says he uses NSDR, or 'non-sleep deep rest,' to unwind. Here's what it is and how it works.* https://www.businessinsider.com/google-ceo-sundar-pichai-non-sleep-deep-rest-nsdr-relax-2022-3

Jacob, N. -C., Moszeik, E. N. & Renner, K. -H. (2017). Die Quantifizierung des Selbst aus psychologischer Sicht. *Zeitschrift für Medienpädagogik, 61*, 30–38.

Jensen, P. S., Stevens, P. J. & Kenny, D. T. (2012). Respiratory patterns in students enrolled in schools for disruptive behaviour before, during, and after Yoga Nidra relaxation. *Journal of Child and Family Studies, 21*(4), 667–681. https://doi.org/10.1007/s10826-011-9519-3

John, O. P., Donahue, E. M. & Kentle, R. L. (1991). *The Big Five Inventory—Versions 4a and 54.* Berkeley Institute of Personality and Social Research, University of California.

Kabat-Zinn, J. (2003). Mindfulness-based interventions in context: Past, present, and future. *Clinical Psychology: Science and Practice, 10*(2), 144–156. https://doi.org/10.1093/clipsy.bpg016

Kabat-Zinn, J. (2013). *Gesund durch Meditation: Das große Buch der Selbstheilung mit MBSR.* Knaur.

Khoo, E. -L., Small, R., Cheng, W., Hatchard, T., Glynn, B., Rice, D., Skidmore, B., Kenny, S., Hutton, B. & Poulin, P. (2019). Comparative evaluation of group-based mindfulness-based stress reduction and cognitive behavioural therapy for the treatment and management of chronic pain: A systematic review and network meta-analysis. *Evidence-Based Mental Health, 22*, 26–35. https://doi.org/10.1136/ebmental-2018-300062

Kirschbaum, C. (1991). *Cortisolmessung im Speichel – ein Methode der biologischen Psychologie.* Huber.

Kirschbaum, C., Pirke, K. -M. & Hellhammer, D. (1993). The 'Trier Social Stress Test' – A Tool for Investigating Psychobiological Stress Responses in a Laboratory Setting. *Neuropsychobiology, 28*, 76–81. https://doi.org/10.1159/000119004

Kjaer, T. W., Bertelsen, C., Piccini, P., Brooks, D., Alving, J. & Lou, H. C. (2002). Increased dopamine tone during meditation-induced change of consciousness. *Cognitive Brain Research, 13*(2), 255–259. https://doi.org/10.1016/s0926-6410(01)00106-9

Kovce, P. (2019, 13. Juni). *Boom der Bewusstseinsindustrie. Mit Achtsamkeit besser funktionieren.* https://www.deutschlandfunkkultur.de/boom-der-bewusstseinsindustrie-mit-achtsamkeit-besser-100.html

Köksoy, S., Eti, C. M., Karatas, M. & Vayisoglu, Y. (2018). The Effects of Yoga in Patients Suffering from Subjective Tinnitus. *International Archives of Otorhinolaryngology [online], v. 22, N. 01.* https://doi.org/10.1055/s-0037-1601415

König, D. (2012). *Deutsche Version der Skala Rumination aus dem Rumination- Reflection Questionnaire (RRQ).* http://dk.akis.at/RRQ_Rumination.pdf

Krause, A. J., Simon, E. B., Mander, B. A., Greer, S. M., Saletin, J. M., Goldstein-Piekarski, A. N. & Walker, M. P. (2017). The sleep-deprived human brain. *Nature reviews. Neuroscience, 18*(7), 404–418. https://doi.org/10.1038/nrn.2017.55

Kreitzer, M. J., Gross, C. R., Waleekhachonloet, O. -A., Reilly-Spong, M. & Byrd, M (2009). The brief serenity scale: a psychometric analysis of a measure of spirituality and well-being. *Journal of Holistic Nursing, 27*(1), 7–16. https://doi.org/10.1177/0898010108327212.

Krick, A., & Felfe, J. (2020). Who benefits from mindfulness? The moderating role of personality and social norms for the effectiveness on psychological and physiological outcomes among police officers. *Journal of Occupational Health Psychology, 25*(2), 99–112. https://doi.org/10.1037/ocp0000159

Krishnamurti, J. (2002). *Einbruch in die Freiheit.* Ullstein.

Kristeller, J. (2010). Spiritual engagement as a mechanism of change in mindfulness- and acceptance-based therapies. In Baer, R. A. (Ed.): *Assessing mindfulness and acceptance processes in clients: Illuminating the theory and practice of change*, 155–184. Context Press/New Harbinger Publications.

Kudielka, P. (2004). Cortisol im Speichel und arterieller Blutdruck im Rahmen einer psychophysiologischen Stresstestung an Patienten mit idiopathischen, ventrikulären Tachykardien aus dem rechtsventrikulären Ausflußtrakt. Dissertation, Technische Universität München. https://mediatum.ub.tum.de/doc/602421/document.pdf

Kumar, K. (2008). A study on the impact on stress and anxiety through Yoga nidra. *Indian Journal of Traditional Knowledge, 7*(3), 401–404.

Kumar, K. (2010). Psychological changes as related to Yoga nidra. *International Journal of Psychology: A Biopsychosocial Approach, 6*, 129–137.

Kupper, Z. & Bergomi, C. (2017). Achtsam nach Achtsamkeit fragen: Fragebogen für Klinik und Forschung. *PiD – Psychotherapie im Dialog. 18.* 31–35. https://doi.org/10.1055/s-0043-118250.

Kumar, K. & Joshi, B. (2009). Study on the effect of Pranakarshan pranayama and Yoga nidra on alpha EEG & GSR. *Indian Journal of Traditional Knowledge, 8*(3), 453–454.

Kündig, B. (2010). *Yoga Nidra – Die Perle der Tiefenentspannung* (1. Aufl.). Windpferd.

Lai, H. -L. & Good, M. (2005). Music improves sleep quality in older adults. *Journal of advanced nursing, 49*, 234–244. https://doi.org/10.1111/j.1365-2648.2004.03281.x

Lao, S. -A., Kissane, D. & Meadows, G. (2016). Cognitive effects of MBSR/MBCT: A systematic review of neuropsychological outcomes. *Consciousness and Cognition, 45*, 109–123. https://doi.org/10.1016/j.concog.2016.08.017

Laufer S., Engel S., Lupien S., Knaevelsrud C. & Schumacher S. (2022). The Cortisol Assessment List (CoAL) A tool to systematically document and evaluate cortisol assessment in blood, urine and saliva, *Comprehensive Psychoneuroendocrinology, 9*, https://doi.org/10.1016/j.cpnec.2021.100108.

Laux, L., Hock, M., Bergner-Koether, R., Hodapp, V. & Renner, K. -H. (2013). *Das State-trait-Angst-Depressions-Inventar: STADI ; Manual.*

Lazarus, R. S. (1994). *Emotion and adaptation* (1. paperback ed.). Oxford Univ. Pr.

Lazarus, R. S. & Folkman, S. (2008). *Stress, appraisal, and coping* (14. Nachdr.). Springer.

Lazarus, R. S. & Launier, R. (1981). Streßbezogene Transaktionen zwischen Person und Umwelt. In J. R. Nitsch (Hrsg.), *Stress – Theorien, Untersuchungen, Maßnahmen* (S.213–258). Huber.

Leigh, J., Bowen, S. & Marlatt, G. A. (2005). Spirituality, mindfulness and substance abuse. *Addictive behaviors, 30*(7), 1335–1341. https://doi.org/10.1016/j.addbeh.2005.01.010

Li, L., Shu, W., Li, Z., Liu, Q., Wang, H., Feng, B. & Ouyang, Y. Q. (2019). Using Yoga Nidra Recordings for Pain Management in Patients Undergoing Colonoscopy. *Pain management nursing : official journal of the American Society of Pain Management Nurses, 20*(1), 39–46.

Lohmann-Haislah, A. (2012). *Stressreport Deutschland 2012 – Psychische Anforderungen, Ressourcen und Befinden.* Dortmund: Bundesanstalt für Arbeitsschutz und Arbeitsmedizin.

Lou, H. C., Kjaer, T. W., Friberg, L., Wildschiodtz, G., Holm, S. & Nowak, M. (1999). A $^{15}O\text{-}H_2O$ PET study of meditation and the resting state of normal consciousness. *Human Brain Mapping, 7*(2), 98–105. https://doi.org/10.1002/(SICI)1097-0193(1999)7:2<98::AID-HBM3>3.0.CO;2-M

Lou, H. C., Skewes, J. C., Thomsen, K. R., Overgaard, M., Lau, H. C., Mouridsen, K. & Roepstorff, A. (2011). Dopaminergic stimulation enhances confidence and accuracy in seeing rapidly presented words. *Journal of Vision, 11*(2), 1–6. https://doi.org/10.1167/11.2.15

Maclagan, P. (2003). Self-Actualisation as a Moral Concept and the Implications for Motivation in Organisations: A Kantian Argument. *Business Ethics: A European Review. 12*(4), 334–342. https//doi.org/https://doi.org/10.1111/1467-8608.00334

Malinowski, P. (2013). Neural mechanisms of attentional control in mindfulness meditation. *Frontiers in Neuroscience, 7*. https://www.frontiersin.org/article/10.3389/fnins.2013.00008

Malinowski, P. (2019). *Vielfalt Meditation.* Wiesbaden: Springer. https://doi.org/10.1007/978-3-658-24568-9

Mander, J. & Blanck, P. (2018). Achtsamkeit in der Psychotherapie. *Psychotherapeut, 63*(3), 251–264. https://doi.org/10.1007/s00278-018-0286-0

Mandlik, V., Jain, P. & Jain, K. (2002). *Effect of Yoga Nidra on EEG (Electro-Encephalo-Graph).* Yoga Vidya Dham.

Manik, R. & Gartia, R. (2016). A Comparative Study of Yoga Nidra and Nadisodhana Pranayam on Essential Hypertension. *Advanced Science Letters. 22*. 437–441. https://doi.org/10.1166/asl.2016.6834.

Manthey, L., Vehreschild, V. & Renner, K. H. (2016). Effectiveness of two cognitive interventions promoting happiness with video-based online instructions. *Journal of Happiness Studies, 17*(1), 319–339. https://doi.org/10.1007/s10902-014-9596-2

Markil, N., Whitehurst, M., Jacobs, P. L. & Zoeller, R. F. (2012). Yoga nidra relaxation increases heart rate variability and is unaffected by a prior bout of hatha yoga. *Journal of alternative and complementary medicine, 18*(10), 953–958. https://doi.org/10.1089/acm.2011.0331

Maslow, A. (1954). *Motivation and Personality.* Rowohlt.

Mehrsafar, A., Strahler, J., Gazerani, P., Khabiri, M., Jaenes Sanchez, J., Moosakhani, A. & Zadeh, A. (2019). The effects of mindfulness training on competition-induced anxiety and salivary stress markers in elite Wushu athletes: A pilot study. *Physiology & Behavior, 210*, 112655. https://doi.org/10.1016/j.physbeh.2019.112655

Mertens, E. C. A., Deković, M., Van Londen, M. & Reitz, E. (2022). Personality as a moderator of intervention effects: Examining differential susceptibility. *Personality and Individual Differences, 186*(Part A), Article 111323. https://doi.org/10.1016/j.paid.2021.111323

Michalak, J., Heidenreich, T., Ströhle, G. & Nachtigall, C. (2008). Die deutsche Version der Mindful Attention and Awareness Scale (MAAS) – Psychometrische Befunde zu einem Achtsamkeitsfragebogen. *Zeitschrift fur Klinische Psychologie und Psychotherapie, 37*(3), 200–208. https://doi.org/10.1026/1616-3443.37.3.200

Michalak, J., Heidenreich, T. & Williams, J. M. G. (2012). *Achtsamkeit.* Hogrefe.

Michalak, J., Zarbock, G., Drews, M., Otto, D., Mertens, D., Ströhle, G., Schwinger, M., Dahme, B. & Heidenreich, T. (2016). Erfassung von Achtsamkeit mit der deutschen Version des Five Facet Mindfulness Questionnaires (FFMQ-D). *Zeitschrift für Gesundheitspsychologie, 24*(1), 1–12. https://doi.org/10.1026/0943-8149/a000149

Miller, R. (2005). *Yoga Nidra: The meditative heart of yoga.* Sounds True.

Moszeik, E. N. (2016). *Die Wirkung einer Kurzform von Yoga Nidra Meditation auf Stresserleben, Schlafqualität und Wohlbefinden. Eine experimentelle Evaluationsstudie.* FernUniversität in Hagen. https://ub-deposit.fernuni-hagen.de/receive/mir_mods_00000775

Moszeik, E. N., von Oertzen, T. & Renner, K. -H. (2020). Effectiveness of a short Yoga Nidra meditation on stress, sleep, and well-being in a large and diverse sample. *Curr Psychol(* 2020). https://doi.org/10.1007/s12144-020-01042-2

Myga, K. A., Kuehn, E. & Azanon, E. (2022). Autosuggestion: A cognitive process that empowers your brain? *Experimental Brain Research, 240*(2), 381–394. https://doi.org/10.1007/s00221-021-06265-8

Nahum-Shani, I., Smith, S. N., Spring, B. J., Collins, L. M., Witkiewitz, K., Tewari, A., & Murphy, S. A. (2018). Just-in-Time Adaptive Interventions (JITAIs) in Mobile Health: Key Components and Design Principles for Ongoing Health Behavior Support. *Annals of behavioral medicine : a publication of the Society of Behavioral Medicine, 52*(6), 446–462. https://doi.org/10.1007/s12160-016-9830-8

Nassif, T. H., Norris, D. O., Soltes, K. L., Blackman, M. R., Chapman, J. C. & Sandbrink, F. (2014). *Evaluating the Effectiveness of Mindfulness Meditation (iRest) for Chronic Musculoskeletal Pain in U. S. Veterans Using the Defense and Veterans Pain Rating Scale.* https://www.irest.org/sites/default/files/attachments/AAPM-Poster-Final.pdf

Nedeljkovic, M., Ausfeld-Hafter, B., Streitberger, K., Seiler, R. & Wirtz, P. (2012). Taiji practice attenuates psychobiological stress reactivity – A randomized controlled trial in healthy subjects. *Psychoneuroendocrinology, 37*, 1171–1180. https://doi.org/10.1016/j.psyneuen.2011.12.007

Niranjanananda, S. (2016, 7. März). [Newsletter Satyananda Freundeskreis]. *Serenity – Gelassenheit.*

Nübold, A. & Hülsheger U. R. (2021). Personality states mediate the effect of a mindfulness intervention on employees' work outcomes: A randomized controlled trial. *Journal of Personality, 35*, 646–664.

Nyklíček, I. & Irrmischer, M. (2017). For Whom Does Mindfulness-Based Stress Reduction Work? Moderating Effects of Personality. *Mindfulness 8*, 1106–1116. https://doi.org/10.1007/s12671-017-0687-0

Ozdemir, A. & Saritaş, S. (2019). Effect of yoga nidra on the self-esteem and body image of burn patients. *Complementary Therapies in Clinical Practice, 35*. https://doi.org/10.1016/j.ctcp.2019.02.002

Pandi-Perumal, S. R., Spence, D. W., Srivastava, N., Kanchibhotla, D., Kumar, K., Sharma, G. S., Gupta, R. & Batmanabane, G. (2022). The Origin and Clinical Relevance of Yoga Nidra. *Sleep Vigilance 6*, 61–84. https://doi.org/10.1007/s41782-022-00202-7

Parker, S. L., Sonnentag, S., Jimmieson, N. L. & Newton, C. J. (2020). Relaxation during the evening and next-morning energy: The role of hassles, uplifts, and heart rate variability during work. *Journal of Occupational Health Psychology, 25*(2), 83–98. https://doi.org/10.1037/ocp0000155

Parsons, C., Crane, C., Parsons, L., Fjorback, L. & Kuyken, W. (2017). Home practice in Mindfulness-Based Cognitive Therapy and Mindfulness-Based Stress Reduction: A systematic review and meta-analysis of participants' mindfulness practice and its association with outcomes. *Behaviour Research and Therapy, 95*. https://doi.org/10.1016/j.brat.2017.05.004

Pence, P. G., Katz, L. S., Huffman, C. & Cojucar, G. (2014). Delivering Integrative Restoration-Yoga Nidra Meditation (iRest) to Women with Sexual Trauma at a Veteran's Medical Center: A Pilot Study. *International Journal of Yoga Therapy*, 24, 53–62.

Peterson, C. & Seligman, M. E. P. (2004). Character strengths and virtues: A handbook and classification. *Character strengths and virtues: A handbook and classification.*, xiv, 800–xiv, 800.

Petrowski, K., Paul, S., Albani, C. & Brähler, E. (2012). Factor structure and psychometric properties of the trier inventory for chronic stress (TICS) in a representative german sample. *BMC Medical Research Methodology, 12*(1), 42. https://doi.org/10.1186/1471-2288-12-42

Phan, M. L., Renshaw, T. L., Caramanico, J., Greeson, J. M., MacKenzie, E., Atkinson-Diaz, Z., Doppelt, N., Tai, H., Mandell, D. S. & Nuske, H. J. (2022). Mindfulness-Based School Interventions: a Systematic Review of Outcome Evidence Quality by Study Design. *Mindfulness, 13,* 1591–1613. https://doi.org/10.1007/s12671-022-01885-9

Pracht, G. (2014). *Stressbewältigung durch Blended Training.* Verl.-Haus Monsenstein und Vannerdat.

Prakashananda, S. (2010). *Yoga Nidra – Neue Erkenntnisse* (2. Aufl.). Ananda.

Pritchard, M., Elison Bowers, P. & Birdsall, B. (2010). Impact of integrative restoration (iRest) meditation on perceived stress levels in multiple sclerosis and cancer outpatients.

Stress and Health: Journal of the International Society for the Investigation of Stress, 26(3), 233–237. https://doi.org/10.1002/smi.1290

Prochaska, J., DiClemente, C. & Norcross, J. (1992). In search of how people change: Applications to addictive behaviors. *American Psychologist, 47*(9), 1102–1114. https://doi.org/10.1037//0003-066x.47.9.1102

Proyer, R. T., Wellenzohn, S., Gander, F. & Ruch, W. (2015). Toward a better understanding of what makes positive psychology interventions work: predicting happiness and depression from the person x intervention fit in a follow-up after 3.5 years. *Applied psychology. Health and well-being, 7*(1), 108–128. https://doi.org/10.1111/aphw.12039

Pruessner J. C., Hellhammer D. H. & Kirschbaum C. (1999). Burnout, perceived stress, and cortisol responses to awakening. *Psychosomatic medicine, 61*(2), 197–204. https://doi.org/10.1097/00006842-199903000-00012

Pruessner, J. C., Kirschbaum, C., Meinlschmid, G. & Hellhammer, D. (2003). Two Formulas for Computation of the Area Under the Curve Represent Measures of Total Hormone Concentration Versus Time-Dependent Change. *Psychoneuroendocrinology, 28*, 916–931. https://doi.org/10.1016/S0306-4530(02)00108-7

Pruessner, J. C., Wolf, O. T., Hellhammer, D. H., Buske-Kirschbaum, A., von Auer, K., Jobst, S., Kaspers, F. & Kirschbaum, C. (1997). Free cortisol levels after awakening: a reliable biological marker for the assessment of adrenocortical activity. *Life sciences, 61*(26), 2539–2549. https://doi.org/10.1016/s0024-3205(97)01008-4

Purser, R. & Loy, D. (2013, 1. Juli). *Beyond McMindfulness*. https://www.huffpost.com/entry/beyond-mcmindfulness_b_3519289

Rama, S. (2019). *Die Essenz des Seins: Mandukya-Upanishad*. Agni.

Rammstedt, B. & John, O. (2005). Kurzversion des Big Five Inventory (BFI-K) [Short version of the Big Five Inventory (BFI-K)]. *Diagnostica, 51*, 195–206. https://doi.org/10.1026/0012-1924.51.4.195

Rammstedt, B., Kemper, C. J., Klein, M. C., Beierlein, C. & Kovaleva, A. (2012). *Eine kurze Skala zur Messung der fünf Dimensionen der Persönlichkeit: Big-Five-Inventory-10 (BFI-10)* (GESIS Working Papers 2012|23). GESIS. https://www.gesis.org/fileadmin/_migrated/content_uploads/BFI10_Workingpaper.pdf

Randall, R. & Nielsen, K. (2012). Does the intervention fit? An explanatory model of intervention success and failure in complex organizational environments. In C. Biron, M. Karanika-Murray & C. Cooper (Eds.), *Improving organizational interventions for stress and well-being* (pp.120–13).

Rani, M., Singh, U., Agrawal, G. G., Natu, S. M., Kala, S., Ghildiyal, A. & Srivastava, N. (2013). Impact of yoga nidra on menstrual abnormalities in females of reproductive age. *Journal of alternative and complementary medicine, 19*(12), 925–929. https://doi.org/10.1089/acm.2010.0676

Rani, K., Tiwari, S. C., Singh, U., Agrawal, G. G., Ghildiyal, A. & Srivastava, N. (2011). Impact of Yoga Nidra on psychological general wellbeing in patients with menstrual irregularities: A randomized controlled trial. *International Journal of Yoga, 4*(1), 20–25. https://doi.org/10.4103/0973-6131.78176

Renner, K. -H., Hock, M., Bergner-Köther, R., & Laux, L. (2018). Differentiating anxiety and depression: the State-Trait Anxiety-Depression Inventory. *Cognition & Emotion, 32*(7), 1409–1423. https://doi.org/10.1080/02699931.2016.1266306

Renner, K., Klee, S, & von Oertzen, T. (2020). Bringing Back the Person into Behavioural Personality Science Using Big Data. European Journal of Personality, 34(5), 670–686. https://doi.org/10.1002/per.2303

Rheinberg, F. (2008). *Motivation.* Kohlhammer Verlag.

Riemann, D. & Backhaus, J. (1996). *Behandlung von Schlafstörungen.* Beltz.

Rohleder, N., Marin, T. J., Ma, R. & Miller, G. E. (2009). Biologic cost of caring for a cancer patient: dysregulation of pro- and anti-inflammatory signaling pathways. *Journal of clinical oncology: official journal of the American Society of Clinical Oncology, 27*(18), 2909–2915.

Rogan, M. (2017). Beginning with the Training: Training Clinicians in Essential Methods for Integrating Mindfulness into Clinical Practice. In *Cultivating Mindfulness in Clinical Social Work.* Terry B. Northcut.

Roming, S. & Howard, K. (2019). Coping with stress in college: An examination of spirituality, social support, and quality of life. *Mental Health, Religion & Culture, 22*(8), 832–843. https://doi.org/10.1080/13674676.2019.1674794

Rooney, L. (2012). *Examination of Individual, Formal Meditation Practice Among Participants of a Mindfulness-based Intervention.* University of South Carolina. ProQuest Dissertations Publishing. https://www.proquest.com/docview/1022973862?parentSessionId=KvFCzAC5FaR7uR5yxHaQ0PSQj82TFpMvoyXsb%2FHfTBc%3D

Roos, L., Janson, J., Sturmbauer, S., Bennett, J. & Rohleder, N. (2018). Higher trait reappraisal predicts stronger HPA axis habituation to repeated stress. *Psychoneuroendocrinology, 101,* 12–18. https://doi.org/10.1016/j.psyneuen.2018.10.018

Ruch, W., Köhler, G. & van Thriel, C. (1997). To be in good or bad humor: Construction of the state form of the State-Trait-Cheerfulness-Inventory–STCI. *Personality and Individual Differences, 22*(4), 477–491. https://doi.org/10.1016/S0191-8869(96)00231-0

Ruch, W., & Proyer, R. T. (2015). Mapping strengths into virtues: The relation of the 24 VIA-strengths to six ubiquitous virtues. *Frontiers in Psychology, 6.* https://doi.org/10.3389/fpsyg.2015.00460

Ryan, R. M. & Deci, E. L. (2001). On happiness and human potentials: A review of research on hedonic and eudaimonic well-being. *Annual Review of Psychology, 52,* 141–166. https://doi.org/10.1146/annurev.psych.52.1.141

Satyananda, S. (1980, Februar). *Yoga Nidra—Der bewusste Schlaf* [Yoga Magazine]. https://www.yoga-anandaverlag.de/yoga-nidra

Satyananda, S. (2002). *Four chapters on freedom.* Yoga Publ. Trust.

Satyananda, S. (2003, 17. Januar). *Was ist Yoga Nidra?* https://bhavani.at/wp-content/uploads/ynvisionen.pdf

Satyananda, S. (2009). *Yoga Nidra* (4. Aufl.). Yoga Publ. Trust.

Sauer, S. (2009). *Wirkfaktoren von Achtsamkeit: Wirkt Achtsamkeit durch Verringerung der affektiven Reaktivität?* Universität Koblenz Landau. https://kola.opus.hbz-nrw.de/frontdoor/index/index/docId/326

Schmidt, S. (2011). Mindfulness in East and West – Is It the Same? In Walach, H., Schmidt S., Jonas, W. B. (Hrsg.). *Neuroscience, Consciousness and Spirituality.* Springer.

Schmidt, S. & Walach, H. (2014). *Meditation – Neuroscientific Approaches and Philosophical Implications.* Springer.

Schulz, P., Hellhammer, J. & Schlotz, W. (2003). Arbeitsstress, sozialer Stress und Schlafqualität: Differentielle Effekte unter Berücksichtigung von Alter, Besorgnisneigung und Gesundheit. *Zeitschrift für Gesundheitspsychologie*, 11, 1–9.

Schulz, P., Schlotz, W. & Becker, P. (2004). *Trierer Inventar zum chronischen Stress*. Hogrefe.

Schumacher, J. (Hrsg.). (2003). *Diagnostische Verfahren zu Lebensqualität und Wohlbefinden* (Bd. 2). Hogrefe.

Sedlmeier, P. (2016). *Die Kraft der Meditation—Was die Wissenschaft darüber weiß*. Rowohlt.

Sedlmeier, P., Eberth, J., Schwarz, M., Zimmermann, D., Haarig, F., Jaeger, S. & Kunze, S. (2012). The psychological effects of meditation: A meta-analysis. *Psychological Bulletin, 138*(6), 1139–1171. https://doi.org/10.1037/a0028168

Segal, Z. V., Williams, J. M. G. & Teasdale, J. D. (2002). Mindfulness-based cognitive therapy for depression: A new approach to preventing relapse. Guilford Press.

Seligman, M. E. P. & Csikszentmihalyi, M. (2000). Positive Psychology: An Introduction. *American Psychologist, 55*(1), Special Issue: Positive Psychology, 5–14.

Selye, H. (1981). Geschichte und Grundzüge des Streßkonzepts. In J. R. Nitsch (Hrsg.), *Stress – Theorien, Untersuchungen, Maßnahmen* (S.163–184). Huber.

Senf, K. & Liau, A. K. (2013). The effects of positive interventions on happiness and depressive symptoms, with an examination of personality as a moderator. *Journal of Happiness Studies: An Interdisciplinary Forum on Subjective Well-Being, 14*(2), 591–612. https://doi.org/10.1007/s10902-012-9344-4

Shapiro, D. H. (2009). A system's approach to meditation research: guidelines and suggestions. In D. H. Shapiro & R. N. Walsh (Eds.), *Meditation: classic and contemporary perspectives* (1. paperback ed., pp. 32–47). Aldine.

Shapiro, F. R. (2014, 28. April). *"Who Wrote the Serenity Prayer?"*. The Chronicle of Higher Education. http://chronicle.com/article/Who-Wrote-the-Serenity-Prayer-/146159

Shapiro, S. L., Carlson, L. E., Astin, J. A. & Freedman, B. (2006). Mechanisms of mindfulness. *Journal of clinical psychology, 62*(3), 373–386. https://doi.org/10.1002/jclp.20237

Shapiro, S., Jazaieri, H. & Sousa, S. (2016). *Meditation and Positive Psychology*. https://doi.org/10.1093/oxfordhb/9780199396511.013.50

Sharpe, E., Lacombe, A., Butler, M. P., Hanes, D. & Bradley, R. (2021). A Closer Look at Yoga Nidra: Sleep Lab Protocol. *International journal of yoga therapy, 31(1), Article_20.* https://doi.org/10.17761/2021-D-20-00004

Shearin, J. R., Anderson, K. & Wilson, T. (2014, 1. Januar). *iRest Integrative Restoration, A Meditative Approach to Healing: Bringing Calm and Ease to Survivors of Intimate Partner Violence and/or Stalking*. https://www.irest.org/sites/default/files/attachments/Partner-Violence-iRest-Research-Poster.pdf

Singer, T. & Engert, V. (2019). It matters what you practice: Differential training effects on subjective experience, behavior, brain and body in the ReSource Project. *Mindfulness, 28*, 151–158. https://doi.org/10.1016/j.copsyc.2018.12.005

Singh, V., Krishna, N. R., Bhutia, T. N. & Singh, H. (2022). Effects of Virtual iRest Yoga Nidra Programme on Depression, Anxiety, and Stress of Sedentary Women during the Second Outbreak of Covid-19. *Journal of Positive School Psychology, 6*, 3716–3722.

Smith, J. C. (1978). Personality correlates of continuation and outcome in meditation and erect sitting control treatments. *Journal of consulting and clinical psychology, 46(2)*, 272–279. https://doi.org/10.1037//0022-006x.46.2.272

Soysa, C. K., Zhang, F., Parmley, M. & Lahikainen, K. (2021). Dispositional Mindfulness and Serenity: Their Unique Relations with Stress and Mental Well-being. *Journal of Happiness Studies, 22*, 1517–1536. https://doi.org/10.1007/s10902-020-00282-0

Spielberger, C. D., Gorsuch, R., Lushene, R. E. & Vagg, P. R. (1983). *Manual for the State-Trait Anxiety Inventory.* Consulting Psychologists Press.

Spijkerman, M. P. J., Pots, W. T. M. & Bohlmeijer, E. T. (2016). Effectiveness of online mindfulness-based interventions in improving mental health: A review and meta-analysis of randomised controlled trials. *Clinical Psychology Review, 45*, 102–114. https://doi.org/10.1016/j.cpr.2016.03.009

Spitzer, M. (1996). *Geist im Netz. Modelle für Lernen, Denken und Handeln.* Spektrum Akademischer Verlag.

Stankovic, L. (2011). Transforming trauma: a qualitative feasibility study of integrative restoration (iRest) yoga Nidra on combat-related post-traumatic stress disorder. *International Journal of Yoga Therapy, 21*, 23–37. https://www.yoga-als-therapie.de/assets/Studien/Downloads/Stankovic-2011-Int-J-Yoga-Therap.pdf

Steinert, C. & Dehling, B. (2018). *Projekt-AG „Selbstregulation durch Achtsamkeit".* https://www.deutsches-lehrkraefteforum.de/selbstregulation-achtsamkeit/

Su, C. -P., Lai, H. -L., Chang, E. -T., Yiin, L. -M., Perng, S. -J., & Chen, P. -W. (2012). A randomized controlled trial of the effects of listening to non-commercial music on quality of nocturnal sleep and relaxation indices in patients in medical intensive care unit. *Journal of advanced nursing, 69*(6), 1377–1389. https://doi.org/10.1111/j.1365-2648.2012.06130.x

Sweet, J. (2022, 13. April). *What is Non-Sleep Deep Rest? Learn How This Next-Gen Power Nap Can Give You a Boost.* https://www.sleep.com/sleep-health/non-sleep-deep-rest

També, B. (2016). *OM – Die Ursprache der Seele.* Arkana.

Tan, P. (2004). The Effects of Background Music on Quality of Sleep in Elementary School Children. *Journal of music therapy, 41*, 128–150. https://doi.org/10.1093/jmt/41.2.128

Tang, YY., Hölzel, B. & Posner, M. (2015). The neuroscience of mindfulness meditation. *Nature Reviews Neuroscience, 16*, 213–225. https://doi.org/10.1038/nrn3916

Techniker Krankenkasse (2021). *Online-Kurs Meditation und Achtsamkeit.* https://www.tk.de/techniker/magazin/life-balance/aktiv-entspannen/tk-online-kurs-achtsamkeit-und-meditation-2038038?tkcm=ab

Tononi, G. & Cirelli, C. (2006). Sleep function and synaptic homeostasis. *Sleep medicine reviews, 10*(1), 49–62. https://doi.org/10.1016/j.smrv.2005.05.002

VAntage Point (2019, 23. Oktober). *iRest, You Rest: Virtual yoga nidra sessions to help fight stress.* News Sections: Health, VA Medical Centers. https://blogs.va.gov/VAntage/67404/irest-rest-virtual-yoga-nidra-sessions-help-fight-stress/

Vaishnav, B. S., Vaishnav, S. B., Vaishnav, V. S. & Varma, J. R. (2018). Effect of Yoga-nidra on Adolescents Well-being: A Mixed Method Study. *International journal of yoga, 11*(3), 245–248. https://doi.org/10.4103/ijoy.IJOY_39_17

Varma, P. & Khan, W. (2018). Efficacy of Yoga and Meditation in managing hassles and anxiety among Angina pectoris patients. *Journal of Community Psychology, 14*, 66–77.

Volk, H. (2011). *In der Ruhe liegt die Kraft.* https://www.sueddeutsche.de/karriere/stress-und-burn-out-in-der-ruhe-liegt-die-kraft-1.31270

von Oertzen, T., Brandmaier, A. M. & Tsang, S. (2015). Structural Equation Modeling With Ωnyx. *Structural Equation Modeling: A Multidisciplinary Journal, 22*(1), 148–161. https://doi.org/10.1080/10705511.2014.935842

Wachholtz, A. B. & Pargament, K. I. (2005). Is Spirituality a Critical Ingredient of Meditation? Comparing the Effects of Spiritual Meditation, Secular Meditation, and Relaxation on Spiritual, Psychological, Cardiac, and Pain Outcomes. *Journal of Behavioral Medicine, 28,* 369–384. https://doi.org/10.1007/s10865-005-9008-5

Wahbeh, H. & Nelson, M. M. (2019). iRest Meditation for Older Adults with Depression Symptoms: A Pilot Study. *International journal of yoga therapy.* https://doi.org/10.17761/2019-00036

Walach, H., Buchheld, N., Buttenmüller, V., Kleinknecht, N. & Schmidt, S. (2006). Measuring Mindfulness–The Freiburg Mindfulness Inventory (FMI). *Personality and Individual Differences, 40,* 1543–1555. https://doi.org/10.1016/j.paid.2005.11.025

Wallace, B. & Shapiro, S. (2006). Mental Balance and Well-Being: Building Bridges Between Buddhism and Western Psychology. *The American psychologist, 61,* 690–701. https://doi.org/10.1037/0003-066X.61.7.690

Wheeler, M. S., Arnkoff, D. B. & Glass, C. R. (2017). The Neuroscience of Mindfulness: How Mindfulness Alters the Brain and Facilitates Emotion Regulation. *Mindfulness, 8.* https://doi.org/10.1007/s12671-017-0742-x

Wheeler, M. S., Glass, C. R., Arnkoff, D. B., Sullivan, P. & Hull, A. (2018). The Effect of Mindfulness and Acupuncture on Psychological Health in Veterans: an Exploratory Study. *Mindfulness 9,* 564–574. https://doi.org/10.1007/s12671-017-0798-7

Xu, W., Kumar, I. R. & Srinivasan, T. M. (2021). Effects of Yama and Niyama on body energy systems: Evidence from Electro Photonic Imaging – A randomised controlled trial. *Indian Journal of Science and Technology. 14,* 610–617. https://doi.org/10.17485/IJST/v14i7.66.

Yun, K., Kim, S. & Awasu, C. R. (2019). Stress and impact of spirituality as a mediator of coping methods among social work college students. *Journal of Human Behavior in the Social Environment, 29*(1), 125–136. https://doi.org/10.1080/10911359.2018.1491918

Zhong, Q. -Y., Gelaye, B., Sánchez, S. & Williams, M. (2015). Psychometric Properties of the Pittsburgh Sleep Quality Index (PSQI) in a Cohort of Peruvian Pregnant Women. *Journal of clinical sleep medicine : JCSM : official publication of the American Academy of Sleep Medicine, 11.* https://doi.org/10.5664/jcsm.4936

Kolibri 360 GmbH
Ferdinand-Jühlke-Straße 7
99095 Erfurt, Deutschland
produktsicherheit@kolibri360.de